U0259837

临床督导精要丛书

Supervision Essentials for
Psychodynamic Psychotherapies

心理动力学治疗督导精要

〔美〕琼·E. 萨奈特（Joan E. Sarnat）　著

胡君滔　译

中国轻工业出版社

图书在版编目（CIP）数据

心理动力学治疗督导精要／（美）琼·E.萨奈特
（Joan E. Sarnat）著；胡君滔译. —北京：中国轻工业
出版社，2024.5

ISBN 978-7-5184-4619-3

Ⅰ. ①心… Ⅱ. ①琼… ②胡… Ⅲ. ①心理咨
询-咨询服务 Ⅳ. ①R395.6

中国国家版本馆CIP数据核字（2023）第215319号

责任编辑：潘　南　　　责任终审：张乃東
策划编辑：戴　婕　　责任校对：刘志颖　　　责任监印：吴维斌

出版发行：中国轻工业出版社（北京鲁谷东街5号，邮编：100040）
印　　刷：三河市鑫金马印装有限公司
经　　销：各地新华书店
版　　次：2024年5月第1版第1次印刷
开　　本：880×1230　1/32　印张：7.5
字　　数：112千字
书　　号：ISBN 978-7-5184-4619-3　定价：68.00元
读者热线：010-65181109
发行电话：010-85119832　　010-85119912
网　　址：http://www.chlip.com.cn　http://www.wqedu.com
电子信箱：1012305542@qq.com
版权所有　侵权必究
如发现图书残缺请拨打读者热线联系调换
231074Y2X101ZYW

译者序

成为一名督导师的心路历程

我非常幸运，翻译这本书时我正在接受"中挪项目"[①]督导组的培训，而恰好我的督导师（以及督督导师[②]）伊娃·玛丽亚·菲特格（Eva Maria Fitger，丹麦精神分析协会前任主席）就是一位关系取向的精神分析师，我从她那里开始学习并能够深入理解关系理论，也从她那里学习如何在督导关系的层面上与受督者进行工作。有一段时间，我们在督导的督导中的讨论，几乎与受督者带来的临床案例相关甚少，而主要集中在督导关系的探讨上，当然这其中有很多同时是受督者的个案所带来的平行现象。

精神分析工作之复杂、学习之艰难一部分体现在，除了日常咨询工作、写案例报告、参加个体和团体督导之外，如果你开始学习如何成为督导师，那么你还要写督导的案例报告，和个体督导师进行督导的督导，以及参加团体督导来探讨督导个案……成为督导师并没有让工作变得更轻松呢！

---

① "中国－挪威精神分析心理治疗师与督导师连续培训项目"的简称。——译者注

② 指对督导师的工作进行督导的资深督导师。——译者注

在进行督导的过程中，有让我获得成就感的经验，也有失败的、充满挫败感的经验，这些都更加让我从体验层面上确认了书中所述：关系是督导过程中的关键因素。就如同治疗一样，关系和督导联盟是成功的基础。关系决定了受督者是否能感觉安全，是否能从督导师那里收获知识和成长，否则任何给予也许会被体验为评价性的、迫害性的东西，统统被拒之门外。

而本书中的每一章，读来都会让我感慨：这不就是我走过的每一步吗？书中内容也给了我一些安慰——不只是我一个人遇到这些问题，前辈们都走过同样的道路，遭遇过同样的挫折。还有一些我在刚开始做督导时并没有意识到的隐晦问题，比如，有的受督者会无意识地想把督导变成个人体验，而有时候受督者在督导中的自我暴露也可能是一种阻抗；再比如，越是表现得顺从的受督者，越容易压抑着一些对于督导师的不满……在我开始学习督导的时候，还没有关于精神分析督导的中文版书籍，督导培训中的学习材料也很有限，因此我在摸索过程中踩了很多"坑"。我希望，这本书可以帮助大家获得更多关于督导的知识，避开我踩过的"坑"。

督导师应该为受督者提供什么？

新手督导师可能会踩的第一个"坑"是——特别想给受督者

提供很多东西，无论是理论知识，还是临床技术，或是情感支持。这种想当一个好"奶妈"的冲动——无论是来源于助人、利他的动力，还是自恋——都有可能成为阻碍督导关系的因素。这是一个挺反常识的结论，因为我们通常都会觉得：来做督导不就是为了学到更多东西吗？而我在和很多受督者探讨他们之前的督导是什么原因没有继续进行下去时，有时他们的答案会令我惊讶："因为之前的督导师说得太多了"，或者"督导师总是讲太多知识性的东西"。我听完这样的答案，如醍醐灌顶，因为我就是一个可能会"说很多"的督导师！或许是因为自己在学习过程中的饥渴，我希望督导师可以说很多，恨不得让督导师把整个个案的来龙去脉、来访者的心理发展过程、概念化思路、工作的方向都说得明明白白，这样我就可以"暴风式吸入"这些知识，获得满足。我也确实遇到过这样的督导师，获得了很大的启发，每一次都"吃得很饱"。可能我是一个思想上比较懒散的人，通过不断地听督导师说、听别人说，过了好几年懵懵懂懂的时光，然后终于在某一天，我发现自己自然而然地形成了个案思路。所以我在做督导师的时候，就很自然地以同样的方式对待受督者，但同时我也总是反思，我是不是说得太多了？我是否在满足自己的自恋需求？是否干扰了受督者自己的思考？以及这真的是受督者想要的吗？

本书就提出了这样一个督导师需要思考的主题：要给受督者他需要的东西。所以在督导开始时，我们需要和受督者进行商讨——你想从督导中获得什么呢？并且在督导过程中，我们要定期与受督者进行回顾——我们正在做的工作符合你一开始提出的需求吗？符合你现在的需求吗？是否需要做一些调整？有时受督者自己也难以明确回答这些问题。此时，督导师需要对受督者所处的学习阶段做出判断：受督者是新手，还是处于中间水平，或者已经是经验很丰富的咨询师？处于不同阶段的咨询师对于督导的需求是非常不同的。新手需要更多直接的指导，包括如何进行初始访谈、如何构建治疗框架、如何评估，甚至如何倾听及提问等。如果和新手做太多过于开放的探讨，他们反而会更加焦虑，更容易感到无能、无助。而处于中间水平的咨询师已经没那么焦虑了，他们的问题可能会更多聚焦于概念化的理解、如何更好地整合理论与实践以及对于治疗过程和移情－反移情的讨论。而和高阶受督者的工作，除了关于对来访者的理解和技术的讨论，还可以加上对于督导关系中的此时此地的探讨，从而进一步提升受督者在情感和关系层面的能力。这些方面都需要在督导开始时和受督者协商，以达成一种共识——这是督导的契约。

放下全能、权威的督导师身份

与第一个问题相关的是，成为督导师本身是对我们的咨询师职业生涯的一个巨大认可，也帮助我们暂时摆脱了咨询工作中很多的无力感和不确定性、很多的"不知道"。成为督导师就像终于可以站在一个有力的、"知道的"位置，而现在处于无力感之中的就是坐在我们面前的受督者了。所以，接受督导其实是一件不容易的事情，需要面对那种"我好弱小无知，面前的督导师真是强大全能"的感觉。这又是一个很容易踩进去的陷阱！

作为咨询师，我们很难在咨询中承认困惑的感受，尤其是在来访者面前承认：你现在说的东西给我一种很困惑的感觉。这多尴尬！作为督导师就更难了！在这方面，我的督导师们经常给我做出亲身示范，他们会坦诚地说："我感觉很难跟上这段材料""因为我们现在是在那个场域之外看发生了什么，所以会更少受到场内情感的冲击"……所以我也经常警醒自己，要放下全能感，督导师也不是全能的；也常常告诉受督者，如果我在他所处的情境中，也许我也会做得差不多。这不是安慰的话术，不是技巧，而是事实，尤其是对于精神分析取向的工作。在这种注重移情和反移情的工作中，咨询师往往要先被拽入某种戏剧情节之中扮演某个角色，也只有先"演"完了，才能看到来访者这出内心戏究竟是怎样的。当然，要放下全能感和督导师的权威感不是一件容易的事情。我之所以开启督导的工作，也是因为内在有"好为人师"的动力，所以被攻击时自恋上难免受到冲击。但是，总要提醒自己去容纳这些部分并进行反思。这才是精神分析工作的本质。

非权威性的督导师角色是关系督导模式非常重要的维度之一。与之相关的是对督导关系的关注，对受督者体验的敏感性，以及对负面表达的开放态度。作者琼·E. 萨奈特（Joan E. Sarnat）提醒我们，受督者更希望由督导师指出冲突的存在，因为他们过于不安而不敢开口。督导师也需要敏锐地觉察自己的反馈或建议是否会让受督者受伤。如果督导过程出现了任何困难，不能仅仅认为这是受督者个人的问题，也要考虑督导师自身是否也造成了影响。这种和临床视角相符的督导被称为"过程一致的"督导，即：怎样看待临床关系，就怎样看待督导关系，以身"示"法。就像小孩子如何学会待人接物，不是听父母怎样说，而是体验父母怎样做。

督导关系的复杂性

督导中的平行现象可能会变得特别复杂，从来访者—治疗师／受督者—督导师，或者从督导师—受督者／治疗师—来访者，会有很多重叠之处，有时会让思考变得格外困难，难以厘清。

有时，受督者陷于对来访者的反移情中，并将困难体验引入督导关系。此时，督导师若仍然以患者为中心，想要让受督者明白如何与患者工作，这样的教学反而起不到效果，因为它与受督者当下的心理状态不匹配。在本书的第四章中，作者用自己的督导片段更生动地向读者呈现了这个过程，让我深受触动，也再次让我体验到：读理论让我"知道"，但是实际的互动和鲜活的例子更能激活我的感受，让我"从感受上理解"。同时，这帮助我反思自己的咨询工作，思考自己在哪些时刻被反移情和活现裹挟而无法动弹。看着作者在督导中如何帮助受督者从对抗状态达成转化，我仿佛也接受了一次督导，也对自己当前陷入困境的工作有了新的理解。就像是在团体中看着同行汇报个案并获得督导师的帮助一样，阅读关于督导过程的内容也能给我们带来启发。

有时，督导师的内在脆弱性被平行过程激活，也可能会导致见诸行动，让督导师放弃工作，变得无法涵容。我也有过几次这样的经历。但我的督导师安慰我，表示她也经历过。但是至少，我们自始自终没有停止思考这个过程中发生了什么。

我们也可以想象，在关系层面上进行督导工作，要比单纯是教学性质的督导，或者以个案为中心（只谈论案例）的督导方式更艰辛，也更具挑战性。因为与受督者谈论督导关系会唤起更多强烈的情感，督导师需要直面受督者对自己的负面情绪，而督导中的张力往往也会变得更大，会让督导师担心如何把握教学 – 治疗的边界。在这样的督导工作中，要思考的层面和内容都变多了。但是我依然愿意以这样的方式进行督导工作，因为这更能在体验的层面上帮助受督者学习。由于我自己在接受督导的过程中获得了这种言传身教的体验性学习，我希望把这种更有效的督导方式传承下去。

当然，我们需要遵守督导的伦理原则，在开启这样一段体验性的学习旅程时，必须获得受督者的知情同意。让受督者了解，在督导过程中，除了对于个案的讨论外，我们也会谈论督导关系。另外，对于面对这种督导方式的阻抗，作者在书中亦有提及。

教学与治疗的边界

另一个问题是，我们在多大程度上可以在督导中表达感受，并进行自我暴露（包括督导师和受督者）？有很多受督者会提出这样的问题：我最近生活上遇到了一些事情，影响了我的咨询工作，那么这些适合在督导里谈吗？受督者小心翼翼，生怕自己说多了，踩过了界。另一种相反的反应是（无意识地）企图把督导变成个体咨询，甚至提出：我今天不想谈论个案，我就想谈谈自己可以吗？

那么，教学与治疗的边界究竟该如何把握呢？

我先分享我和我的督导师工作的体验。有一段时间，我也因为生活动荡，感觉自己对个案的容纳能力降低了。在督导中谈到这些时，我甚至忍不住哭了。我感到有些尴尬，慌忙道歉，毕竟督导师不是我的治疗师。但这时，督导师告诉我，that's okay（没关系），不需要为了情感的流露而感到抱歉，我们做的本身就是关于情感的工作。由于我的依赖性（或者说是信任），我也任由督导师把握我可以表达到什么程度，什么时候把话题引向个案的讨论。那一节督导到底对个案做了怎样的讨论，我已经想不起来了。但是督导师对于我的情感回应，深深地刻在了我的心里。这句话让我更接纳自己的感受，更相信自己在咨询中的真实情感反应，并且学会了，如果在督导工作中遇到类似场景应该如何处理。

作者对于"教学－治疗边界"的问题是这样回答的："我相信，只要督导师仍然专注于受督者的专业发展，督导师就不会打破教学－治疗的边界。"只要受督者对这种工作方式已表达知情同意，那么，"当有些东西在受督者与患者及与督导师的工作中发挥作用时，督导师使用临床理解对受督者的心理进行工作，并不违反伦理原则"。当然，督导师还要关注，"需要开放多大程度的脆弱性和什么样的脆弱性；有时，当督导师觉得受督者陷入个人议题，已经超过了必要的程度时，她会设定一个限度"。而有的情况下，如果受督者总是说"这是我的个人议题，我会带到我的个人体验中去讨论的"，这句话乍听之下非常正确，但也可能挡住了一些思考。精神分析艺术的问题没有简单的"1+1=2"的答案，需要督导师进行综合考量。

督导的困难

本书的第五章、第六章和第七章探讨了督导中的一些困难议题，包括受督者自身的议题、伦理与法律的议题以及文化差异问题。

我个人认为，我们国内的文化差异要比美国的多元文化差异简单一些，毕竟国内南北方的文化差异，和种族间的冲突相比，有些"小巫见大巫"了。但确实，我们是比较缺乏咨询中的多元文化思考这一课的。在美国的咨询基础课程中，对于多元文化的思考是一门重要课程。在工作中，我们需要提醒自己注意一些"想当然"的时刻。

对于伦理与法律议题，把握大原则其实不难，困难的是各种细枝末节的处理，以及移情－反移情在其中的作用。比如，很多受督者都知道应该遵守咨询设置，但有时却难以拒绝来访者的要求。所以在督导中，我们要更多地帮助受督者思考，咨访关系中发生了什么。而随着互联网生活变得无孔不入，咨询师也面临着更大的风险，因此咨询师应该了解如何保护自己。

在所有的困难之中，受督者自身的议题是最难工作的一个部分。作者提出了一个用于定义受督者困难程度的连续谱系。"在这个连续谱系的一端，是具有基本胜任力、情绪健康的受督者，他们在与患者和督导师接触时，会偶尔与自己的人格发生冲突。关系督导师以'服务于成长和学习的退行'来界定这种一般性的受督者人格问题的出现。处于连续谱系中段的是有中度困难的受督者……如果没有持续的、足够好的督导的帮助，他们无法摆脱这个困境。在这个连续谱系的最末端是具有非常严重的、长期性内部问题的受督者……根据定义，这种程度的困难在督导中无法完全解决，即使在一段时间内督导师在最大程度上适应了受督者的需求。"我觉得这是一个很有启发性的视角。

团体督导

除了个体督导，本书也谈到了团体督导的问题，二者的工作方式略有不同。在督导培训中，团体督导部分的教学内容更加稀少。我带领团体督导的经验，一开始完全基于我多年来为团体督导进行翻译的经验。在翻译的同时，我亲身体验了不同的督导师如何带领和组织团体讨论；如何鼓励团体成员坦诚地表达自己的感受和想法；如何容纳案例可能给团体带来的情感浓烈的平行现象并对此进行深入思考，以怎样的方式教授理论和技术；等等。

我从一些督导师身上学会坚定与开放，关注关系层面上的实质内容；从一些督导师身上学到直接的力量，学会如何让组员练习特定的技术，比如移情诠释；从一些督导师身上学到如何在团体督导中整合理论和实践；从一些督导师身上学到如何在以教学为目的的团体督导里深化组员对于理论和案例的理解，达到情感的深度；还有一些督导师充满热情、对组员不吝赞美，在对于人的理解以及理论和技术的指导方面，可以达成很好的平衡。这些学习经验都让我在自己开始带领团体督导时仿佛已经积累了很多经验，至少我很清楚团体工作的流程，以及如何开启团体的讨论空间。这真是做翻译的绝妙好处！

由于我带领的团体都是培训机构组织的教学项目中的案例团体督导——也如同书中所说，这样的团体具有一定的教学目的，参与者也以新手咨询师为主——我会更多地思考如何帮助组员整合理论与实践,而在促进团体在此时此地对于无意识材料的使用方面还是稍欠火候。我也期待着自己在团体督导工作方面的提升。正如作者所说,关系取向的团体督导师应该理解团体,而想要更好地带领团体督导,学习团体是一个不错的选择。

关于技术使用的思考

当然,由于本书的创作已经有些年头了——那个年代还在使用磁带,录像设备尚未普及,也有很多关于督导的思想可能已经产生了一些变化,因此我们需要带着辩证的思维看待这些部分。例如,对于录音及录像的使用,对于日益更新的技术,我们应该抱以怎样的态度,这是个值得思考的问题。我的督导师是不建议录音的,她的理由也说服了我:通过回忆稿思考咨访之间的互动过程(经过咨询师主观的改编),就和通过来访者报告的梦境内容(通过来访者的意识进行了改编)体会来访者的内在世界是一样的路径,客观事实并不重要,重要的是体会感受。根据 50 分钟的督导录音誊录的逐字稿一般近 20 页,一节督导是很难讨论完的,督导双方甚至容易迷失在细节之中,看不到来访者的表达形式和互动特点;这样做也有一股脑地把未经消化的材料全部丢给督导师、让督导师代为思考之嫌。另外,训练自己回忆的能力,也能同时锻炼我们的"第三只眼":不只是听到来访者说了什么,自己说了什么(内容),也要拨出一部分余力看到双方如何互动,彼此之间发生了什么。这是对于非言语信息的观察。而且,在以前没有转录工具的时候,听写录音也是一件极其耗时耗力的工作,所以我很自然地接受了督导师的建议。

现在,由于技术过于先进,甚至在录音的过程中,录音已经同步被转录成文字稿,因此受督者自然更愿意选择呈报录音稿,而不是耗费额外的心神去回忆。有时候,回忆是如此痛苦,不能如事实般呈现对话和过程,甚至记忆就像混乱的碎片,让人找不到串联的线索。这些都令咨询师们感到痛苦。这时候,技术真的帮了大忙!而作者也提出,督导师需要认识到,了解受督者的真实工作情况也很重要。有些困难是个体的盲区,受督者自己是无法看到和说出来的。因此,我现在认为这些问题都值得探讨。也许一个咨询师在不同的发展阶段,可以根据自身的成长需求而采用不同的手段。我希望自己也能以更开放的态度看待这个问题,提醒自己更坦诚地和受督者讨论这一点。

以上内容既是对于本书中的督导要点的总结,也是根据我自身的督导学习和实践经验做出的总结。随着本书翻译的进行,我不断审视着自己的督导工作,上述两者相互呼应,并且成了我的督导备忘录,我可以时不时地拿出来提醒自己。毕竟,人无完人,学无止境;即使成了资深的督导师,自己的个案工作有时也需要督导师或者同辈的探讨、旁观的视角。咨询工作永远不是一项单打独斗的工作，所以督导工作也会成为一个专业咨询师整个职业生涯中不可或缺的辅助。

另外，本书聚焦于关系取向的督导，自然也和精神分析其他流派的督导方式有所不同，大家也可以相互对照、各取所需。诚然，正在学习如何成为督导师或正在进行实践的督导师可以从中获得很多启发；此外，我认为，对于很多受督者来说，本书也非常值得一读，因为它可以帮助咨询师们思考自己希望从督导中获得什么样的帮助，以及如何选择适合自己的督导师。

最后，我想感谢中国轻工业出版社"万千心理"对我的信任，让我有机会从参与书籍的翻译到成为主译，最后能够独立翻译一整本书，陪伴我走过了作为一个译者的成长之路。我也从最初小心翼翼、逐字逐句地翻译，生怕遗漏了一个词的状态，转变为能够比较灵活地意译，更多考虑易读性和阅读的流畅性。虽然译文还没能达到"信达雅"的程度，但这始终是我追求的目标。不管是从教学、督导的角度，还是翻译的角度，我都希望能为大家带来更多易于理解的学习材料，尽量减少英语思维式的翻译，让精神分析的学习变得不那么枯燥痛苦。译文中若有不妥之处，敬请读者批评指正。

胡君滔

2023 年 10 月

"临床督导精要丛书"前言

我们两人都是临床督导师。我们为正在接受治疗师训练的学生讲授有关督导的课程。我们提供督导研讨会，并为督导师们的督导实践提供个案会商（consult）。我们就这个主题进行写作和研究。若说我们吃饭呼吸都和督导有关，这可能有点夸张，但也就是夸张了一点点。我们完全投入在这个领域里，帮助督导师们为学习该专业的人员提供最富依据的、最有用的指导。我们还致力于帮助受督者/咨客/受训人员，通过了解他们在督导过程中的责任，在督导中成为更好的合作者。

那什么是督导呢？督导对治疗实践至关重要。正如爱德华·沃特金斯（Edward Watkins）在《心理治疗督导手册》（*Handbook of Psychotherapy Supervision*）[1]中所述，"如果心理治疗没有督导……心理治疗的实践将受到高度怀疑，甚或应该停止"（p.603）。

督导被定义为：

> 由某一专业领域更资深的成员向资历更浅的一个或多个同事提供的干预［这些同事通常是（但不总是）同一专业的成员］。督导关系——

- 具有评估和等级差的性质；

- 随着时间的推移而拓展；

- 同时具有多个目的：增强资历更浅的从业人员的专业能力，监督他们为来访者提供的专业服务的质量，并担任受督者想要进入的特定职业的守门人。(p. 9)[2]

如今的文献普遍认可，督导本身就是一项"独特的活动"[3]。我们不能假设优秀的治疗师就可以等同于出色的督导师。我们也无法想象，优秀的督导师是被学术文献和理论课程"教"出来的。

那么如何才能成为一名优秀的督导师呢？

督导现在被认为是心理学家[4, 5]和其他心理健康从业人员的一项核心胜任力领域。人们已经制定了国际性的指导方针，以促进在不同专业团体中提供有胜任力的督导［例如，美国心理学会（American Psychological Association，APA）[6]、美国婚姻与家庭治疗协会[7]、英国心理学会[8, 9]和加拿大心理学会[10]］。

《健康服务心理学临床督导指南》(*The Guidelines for Clinical Supervision in Health Service Psychology*[11]) 建立在几个假设之上，并明确指出督导——

- 需要正规教育和培训；

- 优先考虑对来访者/患者的照顾及对公众的保护；

- 聚焦于受督者胜任力的获取和专业发展；

- 要求督导师在其督导的基础性和功能性胜任力领域具备相

应的胜任力；

- 锚定于与督导实践和被督导的胜任力相关的最新的实证基础；

- 发生在一种尊重和合作的督导关系中，该关系包括促进和评估的组成部分，并需要建立、维护和在必要时修复；

- 涉及督导师和受督者双方的责任；

- 有意在专业实践的各个方面注入和整合多样性的维度；

- 受到专业和个人因素的影响，包括价值观、态度、信仰和人际偏见；

- 遵守伦理和法律标准；

- 采用基于发展和优势的方法；

- 要求督导师和受督者进行反思性实践和自我评估；

- 包含督导师和受督者之间的双向反馈；

- 包括对受督者获得预期能力的情况的评估；

- 为该专业提供把关功能；

- 不同于个案会商、个体心理治疗和指导。

在美国，越来越多的州出台了针对督导师资格认证的法律法规，并要求所有专业项目的研究生必须完成多项督导下的见习和实习，这些都证明了督导的重要性。此外，研究证实了[12]从业者中督导责任的普遍性——85% ~ 90% 的治疗师都会在执业后的15 年内成为临床督导师。

因此，现在我们看到了优质督导的重要性及其普遍需求。我们也有了关于督导胜任力实践的指导方针和令人印象深刻的目标一览表。但这足以让人成为一名优秀的督导师吗？这是不够的。最好的学习方式之一是向备受尊敬的督导师——该领域的专家——那些拥有程序性知识的人 [13] 学习。他们知道该做什么、何时做以及为什么做。

这就引出了我们编撰出版这套丛书的动机。当我们四处寻找有助于我们进行督导、教学和临床督导研究的材料时，令我们感到震惊的是，我们行业内缺乏一致的努力，去通过专家督导师的视角呈现督导的基本模式——一个兼具教导性和体验性的形式。我们似乎需要一个论坛，让该领域的专家——那些既有理论知识也有丰富实践经验的人——以可读、易懂、简洁的方式，介绍他们的方法的基本原理，并在真实的督导中呈现他们所做的事情。从本质上讲，需要展示最佳实践。

因此，这一套丛书的创作正是这样的一种尝试。我们考虑了督导实践的主要方法——基于理论取向的方法和元理论的方法。我们调查了国内外从事督导领域工作的心理学家、教师、临床督导师和研究人员。我们请他们确定应该囊括的具体的模型，以及确定谁是相应领域的专家。我们还请圈内同行列出通常需要在督导中解决的关键问题。通过这种共识的建立，我们组建了一个由11名督导专家组成的梦之队。这些专家不仅发展了某种督导工作模式，而且多年来持续进行着临床督导的工作。

我们邀请每一位专家写一本简明的书，阐述他的督导方法。其中包括督导所涉及的基本维度与关键原则、方法与技术、结构与过程、模型有效性的研究证据以及常见督导议题的处理方法。此外，我们请每位作者用一个章节详细描述督导的实际工作（包括真实的督导会谈逐字稿），以说明督导过程，这样读者能够看到该模型是如何在实际的督导中发挥作用的。

除了书籍的写作之外，每位专家还拍摄了与受督者进行督导的视频，以便在实践中展示其方法。美国心理学会出版社将这些视频汇集成系列，读者可以在美国心理学会的网站上找到对应的视频。书籍可以搭配视频一起使用，也可以单独使用；可以作为系列的一部分使用，也可以单独使用。渴望学习如何进行督导的读者、希望加深知识的督导师、希望成为更好的受督者的受训人员、教授督导课程的教师以及调查这一教学过程的研究人员，都可以从中受益。

关于本书

在《心理动力学治疗督导精要》（*Supervision Essentials for Psychodynamic Psychotherapies*）一书中，琼·E. 萨奈特以主体间模型为基础进行工作。这种关系背景将督导关系置于首要位置。督导师的目标是营造一种环境，让受督者可以自由分享，并将材料带入督导关系中；否则，他们会感觉太羞耻，无法承认这些部分并接受帮助，以解决他们与患者的工作中最令人不安的那些情绪议题。在这一方法中，督导关系必须使人感到足够安全，才能允许受督者分享他们的真实体验，同时督导师可以向他们提出足够的挑战，以促进他们的成长和发展。萨奈特博士借鉴了教育学、认知科学和神经科学的研究成果，描述了一个帮助受督者发展情感性和关系性胜任力的清晰框架。她丰富的临床经验和她提供的许多督导片段，使这本书贴近体验，对督导师和受督者都深具价值。

感谢您对本书的兴趣，希望这套丛书为您的工作带来启发并产生有意义的促进作用。

汉娜·利文森（Hanna Levenson）

阿帕娜·G. 英曼（Arpana G. Inman）

（"临床督导精要丛书"主编）

注释

1. Watkins, C. E., Jr. (Ed.).(1997). *Handbook of Psychotherapy Supervision*. New York, NY: Wiley.

2. Bernard, J. M., & Goodyear, R. K. (2014). *Fundamentals of clinical supervision* (5th ed.). Boston, MA: Person.

3. Bernard, J. M., & Goodyear, R. K. (2014). *Fundamentals of clinical supervision* (5th ed.). Boston, MA: Person.

4. Fouad, N., Grus, C. L., Hatcher, R. L., Kaslow, N. J., Hutchings, P. S., Madson, M. B., et al.(2009). Competency benchmarks: A model for understanding and measuring competence in professional psychology across training levels. *Training and Education in Professional Psychology*, 3(4 Suppl.), S5-S26.

5. Kaslow, N. J., Rubin, N. J., Bebeau, M. J., Leigh, I. W., Lichtenberg, J. W., Nelson, P. D., et al.(2007). Guiding principles and recommendations for the assessment of competence. *Professional Psychology Research and Practice*, 38, 441-51.

6. American Psychological Association. (2014). *Guidelines for clinical supervision in health service psychology.*

7. American Association of Marriage and Family Therapy. (2007). *AAMFT approved supervisor designation standards and responsibilities handbook.*

8. British Psychological Society. (2003). *Policy guidelines on supervision in the practice of clinical psychology.*

9. British Psychological Society.(2010). *Professional supervision: Guidelines for practice for educational psychologists.*

10. Canadian Psychological Association.(2009). *Ethical guidelines for supervision in psychology: Teaching, research, practice and administration.*

11. American Psychological Association. (2014). *Guidelines for clinical supervision in health service psychology.*

12. Rønnestad, M. H., Orlinsky, D. E., Parks, B. K., & Davis, J. D. (1997). Supervisors of psychotherapy: Mapping experience level and supervisory confidence. *European Psychologist*, 2, 191-201.

13. Schön, D. A. (1987). *Educating the reflective practitioner: Toward a new design for teaching and learning in the professions.* San Francisco, CA: Jossey-Bass.

致 谢

如果没有汉娜·利文森博士的邀请以及她所付出的努力，本书和这套丛书就无法问世。感谢她、阿帕娜·G.英曼博士和艾达·奥德（Ida Audeh）的编辑意见。我还要感谢沙里·纳克森（Shari Nacson），她细致地审读了我的作品；还有克里斯托弗·斯普林（Kristopher Spring），他作为文字编辑提供了宝贵见解。克利夫顿·沃特金斯（Clifton Watkins）博士为我提供了最新的督导相关文献的宝贵路线图，极大地丰富了我的知识和书库。我也非常感谢我的受督者们，他们允许我引用我们的工作，并且他们教会了我很多东西。最后，深切感谢我的丈夫大卫·霍夫曼（David Hoffman）对这个项目的支持，感谢他愿意和我共同度过这样一段时光。

目　录

引 言

简[1]是一名攻读心理学博士学位的受督者，她与她的来访者苏茜陷入了一场斗争。简和苏茜共同工作了三年。简非常关心苏茜，但有时也会因她而产生强烈的挫败感。现在，简正准备离开她目前所在的培训诊所（她在这家诊所和苏茜工作），之后要去附近的另一家诊所开始临床实习。简邀请苏茜跟她一起转到新诊所，但苏茜坚持认为这样做对她要求太高了，她不愿意过去。她已经关上了心门，贬低心理治疗的意义，并尽量减少对简的依恋感。

简是一位很会思考的实习生，她对如何进行心理动力学治疗有着良好的初步理解。她的"头脑"知道，苏茜正在保护自己，避免体会到那些受伤的、愤怒的、脆弱的感受。考虑到苏茜早期被抛弃、被父母忽视和虐待的历史，这些感受对她来说是无法忍受的。但是，现在，简也受到了伤害，感觉很愤怒，责怪苏茜的做法。不知不觉，简陷入了与来访者的权力斗争中。

当简谈到这一情况时，她的督导师对苏茜和她各自的困境都表达了共情。督导师还做了一些努力来帮助简看到和理解发生了什么，并帮简与惊恐的"小苏茜"重新建立了联结：之前的简似乎与"小苏茜"失去了联系。然而，督导师的努力似乎没有起到什么作用。简点头示意，以一种顺从的方式表示同意督导师的想法，但其实并没有真正认同督导师的看法。这种情况持续一段时间后，督导师也开始感到挫败 [2]。

这种情况描述了我在与一位受督者合作时的困境。本书第四章提供了这节督导中的部分对话片段，并探讨了督导中发生了什么。

心理动力学督导的关系模型

督导师难免遇到这样的困境。《心理动力学治疗督导精要》旨在帮助督导师思考此类困境并拓宽他们应对此类困境的选择。玛丽·盖尔·弗劳利－奥戴（Mary Gail Frawley-O'Dea，1997a，1997b，1997c，1998）和我（Sarnat，1992，1997，1998）践行关系精神分析思想，开始独立发展类似的督导方法。然后，我们作为《督导关系：一种当代心理动力学方法》① (*The Supervisory Relationship*；Frawley-O'Dea & Sarnat，2001）的合著者，合作

① 此书简体中文版已由中国轻工业出版社于 2011 年出版。——译者注

完善了该模型，并在随后的写作中继续合作（Beck，Sarnat & Barenstein，2008；Burka，Sarnat & St.John，2007；Frawley-O'Dea，2003；Sarnat，2006，2008，2010，2012，2014）。

心理动力学督导的关系模型①（relational model）将督导关系放在督导师心目中的首要、核心位置，并引导督导师创造一种人际环境（Sarnat，1992）——在这种环境下，能对督导关系中此时此地发生的事进行体验性的工作，并且这样的工作是合乎伦理的。该模型提供了一个框架，在这个框架内，督导双方可以对督导关系和临床关系有更多的感受和理解。

读者可能会对这样一个模型产生许多问题。督导师究竟如何创造一个人际环境，让受督者在这个环境中可以比在更说教式的、以患者为中心的、等级制的督导关系中体验和了解更多的东西？从关系的角度思考的督导师会忽视理论教学（传统的"面包黄油"）吗？关系督导师（relational supervisor）如何在边界内以尊重受督者的方式工作，同时与受督者深入接触[3]？本书即探讨了这些问题以及更多内容。我希望能够通过这样的方式，拓展读者在教授和学习心理动力学治疗艺术时的感受性，对可能发生的事情有更多了解。

---

① 关系模型最初由美国精神分析师杰伊·R. 格林伯格（Jay R. Greenberg）和斯蒂芬·A. 米歇尔（Stephen A. Mitchell）在《精神分析之客体关系理论》（*Object Relations in Psychoanalytic Theory*）一书中定义。他们认为，关系模型与驱力模型有本质性的不同，需要与以哈里·斯塔克·沙利文（Harry Stack Sullivan）为代表的人际关系精神分析、英国客体关系学派，以及自体心理学、主体间心理学后续发展出的关系精神分析做出区别。——译者注

我将为这种方法提供理论和证据，并提供很多片段和详细的督导过程。通过这些材料，我希望将心理动力学治疗督导过程的两种不同构想方式的最佳之处结合起来。艾齐瑞克（Eizirik, 2014）在讨论一系列关于精神分析督导的文章时指出，一些作者将督导视为一个发展一系列技术和能力的过程，而这个过程可以被明确定义和监控——也就是说，他们把督导视为"心理科学"。他也指出，相比之下，另一组作者似乎认为督导更像是"艺术"——而不是科学—— 一种基于最难以捉摸的情感学习过程的艺术。第二组作者强调"每段分析关系的独特性和特殊性"（p.643），以及每个分析师获得自身分析身份的独特过程，反对将督导关系中发生的事情的"奥秘"系统化或量化。作为一名精神分析师和心理学家，我认同其中的每一种观点，并认为它们是互补的：我认为厌恶系统化的精神分析师可以向冷静理性的心理学家学习，而实证取向的心理学家可以向"投身于奥秘"的精神分析心理治疗师学习。在这本书中，我希望在这些世界之间架起桥梁，有时提及胜任力、心理标准和准则，以及"冷静理性"的研究，有时则深入探索特定督导配对之间的体验，以捕捉特定督导关系的"独特性和特殊性"。

在引言的剩余几页中，我将首先为这本书有关一种心理动力学（特别是关系取向心理动力学）督导方法的主题，提供一些历史背景。然后，我将继续讨论督导中过程的一致性问题，探究督导中所教授的处理方法与督导方法本身之间的关系。然后，我将描述自己成为一名关系取向的精神分析督导师的过程。最后，我将描述本书的读者群，并为读者提供本书其余部分的"路线图"。

心理动力学督导的起源

心理动力学治疗自然是源于西格蒙德·弗洛伊德（Sigmund Freud）的革命性理论和治疗方法——精神分析。弗洛伊德思想先进，他愿意为他的女性癔症患者发声，而这些患者被其他人噤声、蔑视。他还决心从她们的症状中找到意义，而不只是把她们的症状看作病理性的。然而，弗洛伊德和他的许多追随者对他们的患者采取了等级制的态度，尽管这在那个时代很典型，但其中有很大的问题。

正如弗劳利－奥戴和我在《督导关系》中指出的，弗洛伊德对他的受督者也保持着强烈的等级制态度。在周三晚上弗洛伊德家中举行的会议上（督导可以说是从那时开始的），弗洛伊德是毋庸置疑的权威：一位参与者回忆说，"最后一个决定性的词总是弗洛伊德自己说的"（in Gay，1988，p.174）。弗洛伊德毫不犹豫地驱逐了包括阿德勒（Adler）、荣格（Jung）、斯特克尔（Stekel）和费伦齐（Ferenczi）在内的"受督者"——尽管他们对精神分析理论和实践贡献了出色的阐述，但他们过度偏离了弗洛伊德的"准则"。

不幸的是，弗洛伊德的独裁态度传给了他的许多分析继承者，这种代际传递至今仍在影响着一些精神分析治疗和督导模式。精神分析机构是政治性场所。督导可以是对新一代施加影响的一种手段—— 一种在精神分析中支撑自己的"阵营"的工具（Berman，2004）。这种督导的政治化可能（或者至少在一定程度上）解释了，为什么在精神分析临床模型已经将心理治疗师视为相互性的参与者很久之后，精神分析督导模型仍然一直坚持其等级制度，视督导师为专家。

弗洛伊德最杰出的学生之一，桑多尔·费伦齐（Sándor Ferenczi），对患者持有不那么具等级意味的态度。他对分析关系的理解是有先见之明的，他把这种关系视为相似而非不同的参与者之间的关系。我们可以想象，他对受督者保持着类似的态度，可以说是心理动力学督导的关系模型的另一位先驱。以费伦齐的视角来看，督导二人组的双方都被理解为完整的人，因此，在这种关系中出现的任何困难都是双方无意识的贡献（Frawley-O'Dea & Sarnat，2001）。

心理动力学治疗的关系模型的发展

根据阿伦和斯塔尔（Aron & Starr，2013）的说法，几乎在心理动力学治疗作为精神分析的一个分支出现时，精神分析就开始对其进行攻击。精神分析师，尤其是美国国内那些更多地遵循弗洛伊德传统而非费伦齐传统的精神分析师，将精神分析和心理动力学治疗完全对立起来，将心理动力治疗视为"他者"，并将精神分析中所有不想要的东西分裂出来并投射到其中。因此，"建议"和任何有助于患者的关系因素（与"纯金"的洞察相比）以及女性（与男性／阳具相比）的特质，都被降级为心理治疗。心理治疗是由具有"养育性的"女性社会工作者而非"科学型"男性医生进行的，被认为是一种二流治疗，可以提供给那些无法"耐受""真实"精神分析的挑战或负担不起其成本的人。

正如阿伦和斯塔尔（2013）所观察到的，美国的关系精神分析师反驳了精神分析和心理治疗的两极分化，声称关系和洞察都有价值，科学和照护亦各有其助益，"女性"和"男性"特质也应如是。他们认为，心理治疗师应该何时保持沉默、何时参与，患者应该以怎样的频率进行治疗，以及是否应该使用躺椅，这些不同的选择都有其合理之处，应该根据个体的具体需求和偏好以及他们所处的情境来决定。他们认为，尽管一些患者可能需要更深入的治疗，但从定义上说，每周在躺椅上进行五次治疗并不优于其他形式的心理动力学治疗。我赞同这种对于心理动力学治疗的观点，它是我的心理动力学督导的关系模型的基础。

治疗模型和督导模型的关系

弗兰德和谢弗兰斯科（Falender & Shafranske，2004）认为心理动力学督导是一种"基于临床模式"[4]的督导形式。这种对心理动力学督导的描述，假设所有心理动力学督导师都教授相同的临床模型。在我看来，这是一种过于简化的说法，会造成几方面的误导性。除了先前我们讨论过的弗洛伊德和费伦齐之间的区别之外，精神分析理论和实践的许多"偏好"已经各自繁殖。为了本书的目的，重要的是记住两种模型之间的区别：一种是更经典的、一人的、心理内部模型之间的区别，例如弗洛伊德、自我心理学和克莱因学派的临床工作者们所采用的模型；另一种是更偏关系取向的、二人的、主体间的模型——由费伦齐、温尼科特（Winnicott）、比昂（Bion），以及人际关系学派创立，是美国关系学派和相关作者[如奥格登（Ogden）、博拉斯（Bollas）、费罗（Ferro）和奇维塔雷塞（Civitarese）]更新近采用的模型。

如果我们记住关系取向与非关系取向的心理动力学治疗和心理动力学督导之间的区别，那么一个可能的情况是，一个督导师会教授一种主体间知情治疗模式（intersubjectively informed model），但以非关系的方式进行督导。这样，督导的过程与督导师所教授的内容并不一致。这一点很重要，因为过程不一致（process-inconsistent）的督导在教学上不如过程一致的督导富有成效。在过程一致的督导中，督导师不仅"这样说"，也"这样做"
（Sarnat，2012）。

在我看来，过程不一致的心理动力学督导之所以发展起来，
是因为学徒模式固有的保守性，而直到最近，督导师们一直以这
个模式学习督导。在没有特定督导培训的情况下，一个人的督导
方式是从自己的督导师那里以非正式的方式——而且往往是在没
有意识到的情况下——学到的。督导师怎么对待他们，他们就怎
么对待自己的受督者。因此，一种非关系取向的精神分析督导方
法从弗洛伊德那里传下来，在之后几代督导师中延续，显示出令
人印象深刻的忠诚，尽管这些督导师的临床模型往往已经发生了
实质性的变化。

过程不一致的督导的局限性：一个例子

弗劳利－奥戴（1997a）和赫希（Hirsch，1997）撰写了补充
论文，讲述了他们在弗劳利－奥戴的精神分析培训期间作为受督
者和督导师的经历。弗劳利－奥戴的一位患者曾在童年早期遭受
性虐待，而弗劳利－奥戴在与这位患者的移情－反移情中挣扎。
她发现，赫希的人际临床取向与他更经典、更具等级性、更说教
式的督导方法并不一致，这在督导她与这位患者的工作时凸显出
更多的问题。弗劳利－奥戴认为，她在督导中最需要帮助的困难
无法通过督导师的方法来解决——这种督导方法主要聚焦在患者

的言语材料上。她逐渐意识到，在临床和督导关系中，核心材料都是以非语义的、情感的形式表达的，并且通过平行过程在督导师和受督者之间活现。赫希最终同意弗劳利 – 奥戴的观点，认为他的督导方法确实没有充分帮助弗劳利 – 奥戴理解这些体验。

过程一致的督导

相比之下，一些督导师已经明确地基于他们试图教授的临床方法制定了督导模型。埃克斯坦和沃勒斯坦（Ekstein & Wallerstein，1972）利用自我心理学原理教授了一种自我心理学形式的心理动力学治疗；雅尔蒙（Jarmon，1990）使用客体关系概念来教授基于客体关系的心理治疗形式；昂加尔和德·阿乌马达（Ungar & de Ahumada，2001）使用比昂学派的方法教授比昂的临床技术；弗劳利 – 奥戴和我借鉴了关系精神分析原理，创建了我们督导主体间知情心理动力学治疗的方法。过程一致的督导师以一种强调体验的方式进行教学，亲身为受督者做出示范，以便受督者学习。

我是如何开启督导的关系模型的

1976 年，在我获得心理学执照后，我立即被要求在我受雇的大学诊所为受训人员提供督导。我没有接受过督导方面的培训，这在那个时代很常见。然而，有一次我去心理学图书馆，发现了埃克斯坦和沃勒斯坦（1972）的书。他们的过程一致并以受督者为中心的督导模式给我留下了深刻的印象。该模式为受督者提供了帮助，帮助他们处理自己在督导和临床关系中出现的冲突和阻抗。这正是我在自己的培训中所渴望的那种帮助。

密歇根大学的一些临床教员来自门宁格诊所（埃克斯坦和沃勒斯坦在那里开发了他们的督导模式），但那里的教员倾向于用以患者为中心、说教式的、非体验性的和过程不一致的方式进行督导。我的督导师们很少关注我工作中出现的焦虑和阻抗，也不会关注督导关系中活现的情况。就连爱德华·博尔丁（Edward Bordin）——他在 1983 年的著作中提出了督导联盟的概念——也回避直接关注我们的关系以及其中出现的冲突，还有我与患者关系中的冲突。尽管我自己的心理动力学治疗对我很有帮助，但我的治疗师无法提供督导师可能提供的、关于我如何与患者发生冲突的具体帮助。

几年后，当我有机会为大学临床心理学系的一群研究生提供督导时，我问我的新同事们，他们是如何进行督导的。在那里，我发现只有我很欣赏埃克斯坦和沃勒斯坦的体验性的、以受督者为中心、过程一致的督导方法。几位同事告诉我，他们对埃克斯坦和沃勒斯坦的模型持谨慎态度，因为他们发现，当他们关注受督者的心理时，受督者的焦虑会升级到难以控制的程度，干扰教学和学习。

我自己作为督导师的体验不是这样的。我能够比较轻松地指出受督者的心理，并发现我的受督者非常渴望获得我的帮助。为什么呢？最终，我得出结论，我的同事们一定遇到了某种困难，因为他们试图从"客观"的角度处理受督者的心理困境[5]，而我对受督者持开放态度，我们也会一起探索我自己的冲突和阻抗是如何导致督导过程中的困难的。我相信，我的立场创造了一种人际环境：在这种环境中，受督者感觉更安全，可以承认自己的冲突和阻抗（Sarnat，1992）。

当我后来回看我与同事的差异时，我意识到我受到了更大的文化（反文化）力量的影响。首先，我受到了"会心团体（encounter group）"运动的影响。当我还是一名研究生时，我接受了一个校外组织的培训，这个机构基于国家培训实验室和塔维斯托克（Tavistock）团体模式的混合体，教像我这样的研究生如何带领由本科生组成的团体。我作为这些团体（具有强烈的平等主义基调）的带领者的经历帮助我意识到，我和我的团体成员一样，也受到无意识冲突的影响。我在研究生院沉浸于自我心理学培训的同时学到了这一课；在学校里，大家会认为（经过了深刻分析的）治疗师和督导师能够将他们的冲突排除在专业关系之外。

几年后，我进一步受到精神分析理论转向的影响。关系精神分析开始出现在美国心理学会新成立的精神分析分会（第39分会）的会议上。我发现这种精神分析新视角既令人兴奋，也有助于明确定义我作为一名督导师和临床工作者已经在做（但还不能条理清晰地表达出来）的事情。为了帮自己理清这一切，我写了我的第一篇论文，试图论证采用关系方法进行心理动力学督导的好处（Sarnat，1992）。

随着时间的推移，文献中开始出现阐述更全面的心理动力学督导的关系模型和主体间模型的概念。我与弗劳利－奥戴合著的书（2001）也对这一理论构建过程做出了我们的贡献。

本书读者

想要加深督导艺术的相关知识的心理动力学督导师和精神分析督导师，以及渴望成为督导师的临床工作者，是本书的主要读者群。想要更清楚地了解如何在督导中工作、督导中会出现的各种可能性的受督者也将发现这本书的益处。

此外，那些不认为自己是心理动力学取向督导师和受督者的读者，也可能会对这本书感兴趣。所有督导师都面临与受督者建立和维持能够促进成长的关系的挑战，反过来，还要教会受督者如何与患者建立和维持能够促进成长的关系。所有督导师都应该意识到体验性学习的力量，以及了解如何创造一种督导环境，使这种学习成为可能并符合伦理。因此，本书中提供的许多见解可能对教授各种心理治疗模式的督导师也是有用的，这些模式包括认知行为疗法、存在主义疗法、家庭治疗等，当然还有精神分析。同样，对于正在接受基于这些临床模型的培训的受督者来说，这本书也能提供一些帮助。

本书内容概述

在第一章中，我定义了心理动力学督导的关系模型的三个基本维度，用这些维度将该模型与我所说的"经典模型"的督导区分开。首先是督导师对其知识和权威的看法，这是一种比经典模型更平等、更具前瞻性的观点。其次是关系模型的督导所涉及的材料范围，比传统方法要广泛得多。最后是关系督导师的参与模式，它超越了传统的说教法，囊括了体验性的和"类治疗"的干预，服务于教学任务。

在第二章中，我们会看一看支持心理动力学督导的关系模型有效性的实证证据。根据有限的督导研究文献，以及心理治疗、教育学、认知科学和神经科学的研究文献，我会呈现其中的证据，以表明关系模型的基本方法是一种很好的教学范式。特别地，研究结果支持该模型对督导关系的强调与关注，可以将这种方式作为增强心理动力学治疗师情感和关系胜任力的一种手段。

在为心理动力学督导的关系模型提供了理论和实证基础后，在第三章中，我将继续描述该模型的一些具体方法。此章讨论了如何做到督导的个性化以满足受督者的学习需求，如何选择在督导中呈现材料的形式，以及如何进行评估和记录。最后，我将详细介绍我对于如何在案例讨论会中促进受督者发展的想法。

第一章、第二章和第三章为读者打下基础，以便进入第四章——我实际督导工作的对话片段摘录。我在本章开头提到了这节督导，而第四章的对话片段清晰呈现了相应过程。当时，我开始意识到我"教导"受督者的努力被证明是无效的。我描述了我当时的想法，我不再试图给她"传授智慧"，而是开始对此时此地进行工作。

接下来的三章将讨论所有督导师都会面临的议题。我在这些章节中解释了，心理动力学督导的关系模型的价值观和技术，可以对督导师处理每一个议题的方式做出什么样的贡献。

第五章探讨了如何对受督者的"困难"进行工作。我勾勒出一个连续谱，从"一般性"困难（为成长和学习服务的退行形式），到"中度"困难（需要在此时此地的督导关系中做大量工作），再到"严重"困难（可能不适合在督导中处理，这种情况对督导师和受督者来说问题要大得多）。我举了一些例子，以说明我如何与处于这一连续谱中不同位置的受督者合作。

第六章的主题是如何处理差异。在这里，我借鉴了关系精神分析文献给出的建议，关于如何在督导和临床二人组中处理这些具有挑战性的问题。我还展示了关系方法如何适用于培养督导师对她自己参与破坏性文化假设的意识；该模式如何促进文化分歧领域的协商；以及当差异问题进入督导或临床谈话，并引发了不安情绪时，该模式可以如何支持督导师处理这种情绪。

在第七章中，我将对法律／伦理问题的处理进行思考。我提出了几种关系视角鼓励督导进行的伦理操作，特别是该模型对督导权威的看法如何支持自我监控和对抗督导师的傲慢。我还探讨了督导师在关系层面上工作时，需要特别关注的法律／伦理领域，其中最重要的是尊重和维护"教学－治疗"的边界。

在第八章中，我通过想象心理动力学督导的未来方向来进行总结。我认为，克服督导师对关系模型的阻抗是一个重要目标，让督导师对创新的技能发展和技术方法敞开心扉也是一个重要目标。我还强调了督导师培训的重要性。我建议增加对于督导师的会商（即督导的督导），以便帮助督导师审视自己在督导过程中的无意识参与，并帮助他们避免职业倦怠。最后，我对今后的督导研究提出了一些设想。

在附录中，我为那些想进一步深入研究心理动力学督导的关系模型相关文献的读者，提供了一份附有注释的阅读材料清单。在这里，督导师和受督者，心理治疗师和精神分析师，都可以找到与他们的特定兴趣相关的拓展材料。

通过呈现和演示心理动力学督导的关系模型，我希望能够为读者提供一些帮助，以发现如何更好地帮助心理动力学治疗师促进情感可用性、技巧和自我反思方面的发展。请和我一起探索帮助心理治疗师成长的神秘艺术吧。

注释

1. 为了保护所有受督者和患者的身份，他们的姓名和可识别信息都已更改。

2. 完整的督导会谈可通过《关系取向心理动力学治疗督导》(*Relational Psychodynamic Psychotherapy Supervision*；APA，2015)的光盘观看，详细信息可见美国心理学会的官方网站。

3. 为了区分，督导师和患者使用女性代词"她"，而受督者使用男性代词"他"。

4. 伯纳德和古德伊尔 (Bernard & Goodyear, 1998) 将以临床理论为基础而发展形成的督导模型（用于培训临床工作者使用该临床模型工作）称为"基于临床模型的"督导形式。

5. 埃克斯坦和沃勒斯坦的作品写于精神分析出现关系取向转向之前，他们也假设督导师是客观的。参见萨奈特 (1992) 以及弗劳利 – 奥戴和萨奈特 (2001)。

第一章

基本维度

在本章中，我将从三个关键定义开始，阐述心理动力学督导的关系模型的基本组成部分。这套丛书的编辑们在这本书的前言中提供了督导的定义——督导是一种评估性的、把关的活动。从这个角度来理解，它不同于我所说的会商（consultation）——我将会商定义为发生在两名专业人士之间的活动，其中一人自愿向另一方寻求临床方面的帮助。虽然本书聚焦于督导工作，但它的大部分原则同样适用于会商关系。那么如何定义心理动力学督导的关系模型呢？它是一种督导模式，主要用于督导心理动力学或精神分析性治疗，但并不仅限于此。这种模式使用关系精神分析的概念来指导工作，帮助督导师处理督导关系。

在下文中，我将进一步从三个维度定义这个模型：维度 1，督导师对其权威性的看法；维度 2，督导中讨论的材料的性质；维度 3，督导师的参与模式（Frawley-O'Dea & Sarnat，2001）。在描述维度 1 时，我会借鉴精神分析督导师撰写的两篇论文，一篇基于精神分析督导的"经典"模型，另一篇基于关系模型。和基于经典模型的论文相比，基于关系模型的论文让我们看到了差异，关系模式的督导师将权威的行使转化为助人解困。在解释维度 2 时，我将使用两个关系模型督导工作的例子，以演示该模型如何加深与拓宽督导师思考和工作的方式。在描述维度 3 时，我将从一个督导片段开始（该片段呈现了经典模型所固有的局限性），并再次将该方法与关系模型的督导片段进行对比。之后，我将呈现一个扩展的督导片段，它将所有三个维度结合在一起。而本章的结尾会对教学与治疗的边界进行一些反思。

维度 1：督导师对其权威性的看法

为了突出关系模型中的权威观的独特之处，我们将其与非关系或"经典"的心理动力学督导模型进行了对比（Frawley O'Dea & Sarnat，2001）。《精神分析对话》（*Psychoanalytic Dialogues*）邀请了两位采用不同督导模型工作的分析师督导师，让他们描述自己将如何基于两位精神分析师候选人提交的书面案例，对两位候选人进行督导。我在此借鉴了之前对他们论文的讨论（Sarnat，2006）。

伯格曼（Bergmann，2003）是以经典方式工作的，他认为自己在与受督者的关系中具有不可置疑的专业性和权威性。他在他的论文开篇详细描述了他的临床模型，并将理论和技术理念的传播视为首要的督导任务。在讨论伯格曼的案例材料时，玛格丽特·布莱克（Margaret Black，2003）评论道："他尽可能在候选人的思考的基础上，邀请她推测和讨论可能的新构想。但他也提供了自己清晰的分析性理解，并期望它们能被优先采纳"（pp.368-369）。伯格曼认为督导师是一个权威但并不缺乏同情心的人，他认为他所采用的方式要求督导师"不要太怕伤害受督者的自尊，但也不要对这种自尊造成不必要的伤害"（p.332）。伯格曼不认为探索受督者的观点具有教学价值。他不鼓励他的受督者提出不同的想法进行讨论，因此受督者只能在自身内部处理督导中出现的任何分歧。

弗劳利－奥戴（2003）在她的文章中表达了关系模型对于督导权威的观点，这与经典模型的观点形成了鲜明对比。她没有列出要传递给读者或其受督者的理论和技术原则。相反，她想知道她的这位受督者认为哪些理论概念和技术方法对于自己思考这位患者的案例是有帮助的。她认为过程重于内容，认为督导师和受督者之间的一致或不一致的意义，比理论概念本身更重要。弗劳利－奥戴（2003）这样说：

> 督导二人组不仅可以停下来思考不同的甚至彼此相斥的概念化的适用性，还可以停下来共同检视督导师和受督者之间互动的过程。谁在以某种方式影响着谁，导致受督者明显放弃了自己的想法？它呈现出特属于督导关系中的移情－反移情动力，还是督导的案例所带来的平行现象？（p.359）

关系督导师将自己视为一个嵌入式的参与者，而非一个客观性专家。督导二人组共享权力，尽管他们之间存在着知识和经验的差异。

在我们的工作中（Frawley-O'Dea & Sarnat，2001；Sarnat，2006，2012），我们借鉴了阿伦（1996）的"不对称背景下的相互

性（mutuality in the context of asymmetry）"这一临床概念，以阐明关系模型中督导师对于权威性的观点。这一概念假设，所有督导二人组中都必然存在基本的不对称性：督导师对框架负责，即设定督导于何时何地进行，并保持对督导任务、评估和伦理实践的关注。然而，双方都会将他们的主体性带到工作中，会带来各自无意识的阻抗和活现——也就是由于某些过于痛苦而无法被意识知晓的东西而见诸行动。双方都会带来不同的知识——受督者直接接触患者，带来一手材料，而督导师可能拥有更多作为心理治疗师的经验——并且对临床和督导关系中的事件也会有不同的看法。督导师不仅从其角色、知识和专业技能中得到力量，还有赖于受督者根据他们之间的信任关系，授权她成为影响力的来源（Slavin，1998）。督导师将自己定位为对新出现的督导过程做出反应，而这一过程经常会让她感到惊讶，有时也会让她陷入困境。深入处理这一过程的能力（以及在必要时寻求帮助的能力）将进一步使督导师从中获得权威性。

维度 2：督导中讨论的材料的性质

聚焦于关系

关系视角将督导师的关注点扩展到患者和技术之外，把督导关系也纳入进来。伯格曼（2003）的经典模型只关注患者的心理以及自身的技术观点，如其案例报告中所述。很明显，他不认为对督导关系进行工作具有教学价值。相比之下，弗劳利－奥戴（2003）评论说，如果只看书面案例报告，她无法想象她将如何督导这两位候选人：因为她与他们尚无关系。

在心理动力学督导的关系模型中，对督导关系的关注得到扩展，远不止于修复督导联盟中的破裂。关系督导师关注源自督导关系的动力，以及被督导的案例中的临床关系和督导关系之间的共振。通过对这些动力进行工作，督导师向她的受督者展示如何在治疗关系中对类似的动力进行工作，为受督者提供如何操作的直接经验。

聚焦于督导关系中的非语义材料

关系督导师需要关注督导中出现的感受、身体体验和活现，需要意识到这种非语义材料能提供有关临床关系的信息，而这些可能无法以任何其他方式触及。这种材料在经典模型中有时会被忽略。神经心理学（Schore，2011）、婴儿观察（Lachmann，2001）、认知科学（Binder，1999）以及当代关于创伤和原始状态的思考（Gurevich，2008），都强调了心理治疗师学会处理非语义材料的必要性（Vivona，2006）。诸如"未经思考的已知（unthought known）"（Bollas，1987）、"未经构建的体验

（unformulated experience）"（Stern，1997）以及通过活现来表达的自我解离状态（Davies & Frawley，1994）等概念，在当代心理动力学治疗术语中已是寻常，因此督导师必须学会如何教受督者处理这些材料。关系模型促进了这一过程（Sarnat，2012）。

为了说明关系取向的心理动力学督导在进入督导关系时如何对非语义材料进行工作，我将提供两个督导片段。在第一个片段中（Sarnat，2014），受督者和督导师受困于解离状态。在第二个片段中（Sarnat，1992），督导师和受督者陷入了活现之中。

督导片段1：对于解离进行工作

一位精神分析师候选人向我呈报了她与一位患者的工作，这位患者有严重的早期创伤病史。最初，督导和分析都进展顺利。然而，大约2年后，分析会谈变得单调重复。很难从分析中的口述内容里找到任何意义。督导中的互动也让人感觉空洞、无意义。我意识到，我的受督者和我必须找到一种方法处理这种淹没我们的死寂，但我尚未找到头绪。

最终，我将督导情况带到了我的同辈会商小组中。当我把情况告诉他们时，我意识到我和我的受督者感到同样绝望，就像她和她的患者在一起的感觉一样。当我们探索这个平行过程时，我们意识到督导三方（督导 – 受督者 – 患者）中的每个人都特别容易被这些感觉所淹没。我能够帮助我的受督者处理患者的脆弱性和她自己的脆弱性，但我需要同辈的帮助来处理我内心被触动的某种脆弱性：我开始怀疑自己作为精神分析督导师的能力。我被这些感受裹挟，因为这是我督导的第一个精神分析案例。我和同辈们讨论了这一点，他们对我督导个案的能力很有信心。尤其当我得知他们认为我的求助是有力量的象征，而非我还没准备好督导分析个案的表现，我感到如释重负。我的内心开始发生某种变化；我开始觉得我找回了自己。

当我回到和受督者的工作中，我和她谈论了我在同辈小组中的体验。当我让她知道我和她一样需要帮助时，她失败和羞愧的感觉减轻了。自此，我们就逐渐从我们的关系和被督导的个案所构成的平行僵局中走了出来。随着我们的督导关系恢复生机，我的受督者发现自己能够以不同的方式与患者相处，他们的治疗也恢复了生机。

督导片段 2：对活现进行工作

在我的督导生涯早期（Sarnat，1992），我曾与一名正处于博士阶段后期的学生一起工作。尽管她很多方面都很有天赋，但在患者面前却很难恰当地表达自己的观点。我们不能忽视这一点，因为她有些患者都不付治疗费了。我最初与受督者的相处方式与埃克斯坦和沃勒斯坦（1972）相似：我关注她的"学习问题"，即她的防御风格。我试图向她解释她的抑制是如何运作的，并给她举一些例子，教她如何能够更加自信地与患者交谈，即，从客观专业的角度对她进行"教学"。尽管采取这种方法对她并没有帮助

（她的患者的情况越来越严重），但我仍然坚持了一段时间，不知道该怎么办。

我最终意识到，当我持续给我的受督者提建议，告诉她应该采取哪些不同的做法时，我其实是和她一起在活现某些东西。也就是说，我和她共同演绎出一个场景，因为我内心深处的某种东西——我内在与权威客体的关系尚未被处理——对我来说太痛苦了，以至于我没有意识到它。反过来，受督者通过平行的过程，将我的权威方式带入了她与患者的关系中。也就是说，她无意识地认同了我，可能在模仿我和她的互动方式。很自然地，当我的受督者这样做时，随之而来的是她的患者也陷入了困境。

正当我意识到自己参与了这场活现时，我的受督者找到了向我面质的勇气。我相信这个时机并非巧合，是她意识到我内在的某些东西发生了变化，才得以开口。我的受督者以前说话很温和，如今她向我表达了她的愤怒，说我的督导方法对她产生了很大的破坏性，这让她很生气。我努力不带防御地容纳她的爆发。让我有些惊讶的是，我发现我对她的愤怒保持开放，这反倒帮助了她（而我带有距离感的建议却没有）。这次交流与临床会谈中所说的内容细节无关，但与督导三方中上下流动的心智状态有关。在这之后，我的受督者更能在工作中触及自己健康的攻击性，她与患者们的关系也得到了改善。

讨论

这两个督导片段都说明了，督导师可以如何通过关注和处理督导关系中的相关元素，提升受督者处理治疗关系中难以触及的非语义元素的能力。关系模型扩大了督导师和受督者可以一起做的事情的范围，从而能够处理非象征化的状态——当代治疗模型认为，处理这些状态对于促进改变至关重要。

维度 3：督导师的参与模式——在督导中使用自己的临床专业知识

一个以经典方式工作的精神分析督导师认为，教学不包括"治疗"受督者，就好像这两件事可以完全分开一样。例如，如果受督者开始向督导师表达强烈的情感，以经典方式工作的督导师可能会尽量弱化这些情感，或者要求受督者将这些情感带到他的心理治疗师或分析师那里处理。而当受督者对患者产生强烈的破坏性情绪时，督导师可能也会这样做。而不幸的是，并非所有的受督者都在接受治疗，即使是正在接受治疗的受督者也无法总是在其治疗中聚焦于督导师认为应该解决的议题上。（关于这一问题的广泛讨论，请参见《督导关系》第七章。）

相反，从关系模型的视角来看，教学和"治疗"被视为一个复杂的、综合性过程的一部分。因此，督导中若出现了强烈的情感，反而可以被理解为好的教学机会。以关系模型工作的督导师会利用她的临床专业知识来处理这些感受，尽管她探索受督者的个人材料的深度不会超出他们正在督导的案例所需要的程度，而会把督导任务（而不是一般性的治疗任务）放在最前面。如果处理得当[1]，甚至可以探究受督者对督导师的移情，这也可以成为教育过程中不可或缺的一部分；忽视这一点可能会削弱受督者的学习效果。以下督导片段说明了这一点。

督导片段：经典取向的督导师不会探索负性移情

德瓦尔德（Dewald，1987）无意中提供了一个例子，这个例子可以说明如果督导师不愿意探索督导关系中的负面感受，可能会牺牲什么。在我对这个例子的讨论中，我会借鉴弗劳利 - 奥戴和萨奈特的一些观点（2001，pp.111-112）。

德瓦尔德出版了一本书，内容是他对一位颇有天赋的精神分析师候选人迪克（Dick）博士进行督导的逐字稿，以及他对这些逐字稿的评论。他们的督导工作直截了当，是经典的督导方式，督导进展颇为顺利。然而，当德瓦尔德邀请迪克博士也写一章，以表达她对他们的督导的观点时，她提到了一种与德瓦尔德的叙述并不相符的体验。她说，在督导早期的一次会谈上，她对德瓦尔德产生了负面情绪，她为此感到震惊。让她感到困扰的是，她无法将这些感受与她对德瓦尔德的积极体验（甚至是理想化的感觉）调和起来，于是她向德瓦尔德坦诚表达了这些感受。但德瓦尔德将她的感受框定为对患者的负性移情的认同，然后就继续谈别的事情了，忽略了迪克博士对督导关系本身的感受所具有的意义。迪克博士从德瓦尔德的态度里感受到，她的这种感受不属于督导工作的范畴。自从这次尝试之后，当她出现在德瓦尔德面前时，她的负面情绪再也没有出现在她脑海中。

由于这些感受在她与德瓦尔德的关系中没有得到处理，迪克博士觉得她的督导工作和她与患者的工作是有所损失的。她无法相信德瓦尔德对她的评价，因为只有她自己知道，她对他隐瞒了很多真实的自己。当她感觉德瓦尔德的构想与她的感觉并不相符时，她无法挑战他，因为她害怕德瓦尔德不想听到她的负面感受。最重要的是，因为她的"假自体"（Eckler-Hart，1987）在与德瓦尔德的关系中未得到处理，所以她也无法处理患者的假自体移情。

我在想，德瓦尔德写作此书时是 1987 年，当时他身处的美国精神分析协会（American Psychoanalytic Association）以自我心理学取向为主，所以当时的他会认为，邀请迪克博士探索她的负面移情，会越过教学－治疗的边界。他可能不知道如何在坚守督导任务的同时，适当地处理这种感受；他可能也不知道，不处理这种感受会阻碍被督导的个案分析工作。

督导片段：关系督导师对受督者的移情感受进行工作

与经典模型的督导师不同，关系督导师会感觉自己有权将自己的临床专业知识纳入督导关系，并将其明确用于教学任务。在之前的著作中，我描述了我在与莉萨工作时如何使用我的临床专业知识（Sarnat，2010）。我为莉萨提供了情绪的容纳，处理她带给我的强烈情感状态，包括自我攻击、对我的批评的恐惧，以及她投射在我身上的评判性父母的形象。这里我会呈现一个督导片段，在这个片段中，她对自己作为心理治疗师的能力感到极度焦虑，而我们对此进行了工作。在这节督导开始时，她告诉我，自从我们上次督导之后，她一直很痛苦，担心自己在心理动力学工作方面的能力。她还提到，她的父母不喜欢她"太情绪化"。

我问莉萨，在这艰难的一周里，她是否想过给我打电话？莉萨说她本来是想这样做的，但她觉得我可能会因为她的"过度反应"而嫌她烦。"就像你父母一样？"我笑着问她。她笑着点头。她似乎松了一口气。在督导快结束时，她说，尽管她很焦虑，但实际上她并不认为自己在分析中做得很糟糕。（p.22）

在这节督导中，除了这条关于她父母的评论之外，我并没有进一步讨论莉萨的家族史（像我对待患者那样），尽管她邀请我这

样做。正相反，我始终聚焦于我们督导关系中此时此地的障碍上
（即，她把我投射成她父母，他们会因为她告诉他们自己很难受
而批评她），并聚焦于她作为一名临床工作者的发展。我相信莉萨
从这次互动中了解到了一些她自己的无意识假设——关于她所依
赖的人将如何回应她的需求。这样做的过程中，她还学到了一些
关于如何处理患者情绪需求的知识，这是她作为一名心理动力学
治疗师的一个重要发展因素。担心自己是否违反了"教学与治疗"
的边界，会阻碍督导师向他们的受督者提供这样的帮助。根据我
的经验，像莉萨这样的受督者很欢迎这种帮助[2]。

用一个关系模型的督导片段说明三个维度

当督导师掌控着自己的权威，但仍能意识到自己的脆弱面；
当她扩大督导所关注的材料的范围，包括受督者和督导师对于彼
此的非语义体验和感受时；当她明智地运用自己的临床技能来推
进督导任务，并促进受督者的发展时，受督者就可能获得成长的
深刻体验，并促进临床进展。下面我将提供一个扩展的片段（来
自我与一位候选人的督导工作），它能说明心理动力学督导的关系
模型是如何将这些不同维度结合在一起的。这位候选人正在努力
确认自己的精神分析师身份，在与理想化和贬低的议题做斗争。

我对凯茜进行督导，她带来了 H 夫人的分析个案。起初，凯

茜认为这个分析相对简单。然而，随着治疗的深入，凯茜几乎无法忍受每周要见 H 夫人四次。H 夫人开始在分析中睡着，并且睡着的时间变得越来越长。凯茜感觉自己瘫痪了，觉得叫醒患者也是"无法分析的"，而且她无法和 H 夫人谈论这个困境，因为她清醒的时间没有那么长。与此同时，H 夫人在分析之外的行为变得越来越危险，这让凯茜很害怕。凯茜在案例总结中描述了分析的这一阶段[3]：

> "我觉得自己好像预见了即将到来的死亡，我还觉得自己像在袖手旁观……我感到窒息，沉浸在一种累积的愤怒中……我想在她提出来之前结束分析，以摆脱我的内疚、无能和徒劳的感觉。在督导中，我也感到混乱和羞耻。H 夫人内心被激起的恐怖和被动屈服，它们以各种方式呈现出来，并在我们之间活现了。尽管对这个个案的督导已经进行过很多次，但我为什么依然不能向她描述这些？"

我尝试了很多方法帮助凯茜打破沉默，但我的努力却一无所获。凯茜变得越来越心烦意乱。正如她所说：

> "与 H 夫人在分析中的困惑和绝望，开始影响我与督导师的关系。我想知道，我的'轻松案例'是如何演变成这场噩梦的，但我无法摆脱自己的致命反移情昏睡，以唤醒我的患

者（字面和比喻意义）。我的督导师也无法唤醒我。"

凯茜无法使用我所提供的东西，我也无法提供她可以使用的东西。然而，我意识到原始的心智状态正从分析关系涌入我们的关系中，形成了一种平行关系，但我似乎找不到一种有效的方法与凯茜解决这些问题。幸运的是，她向一位研讨会带领者寻求了帮助。这位带领者建议她对 H 夫人说："如果你真的睡着了，我能做些什么？我能大声拍手吗？我能坚持让你和我一起在办公室里走动吗？"这一建议打破了凯茜的瘫痪，并为她提供了行动的许可。

在我们的下一节督导中，凯茜向我讲述了她在研讨会上的经历，但她说得很谨慎，担心我可能会因为她从我以外的人那里得到了需要的帮助而感到受伤。事实上，我确实有一些竞争和失败的感觉，但我能够承受这些感觉，并没有在我们的督导中见诸行动。我向她承认，她需要帮助，而我没能给她提供她所需要的帮助。我还告诉她，我很高兴她找到了所需的帮助，并表示希望进一步了解研讨会带领者的建议给她带来的影响。当我们讨论她的经历时，我借鉴了研讨会带领者的建议，用它来思考凯茜和她的患者之间可能发生了什么。

在凯茜进入下一节分析时，她感觉自己没有那么羞耻了，也更有信心了。（羞耻感和失败感是她的患者最关心的问题。）研讨会带领者的建议和我们在督导中的谈话相结合，打破了凯茜的瘫痪和绝望感。很快，患者也开始好转，能保持清醒，她的情绪和日常生活也发生了重大变化。

在案例总结中，凯茜描述了当她告诉我研讨会带领者给她的建议时，我的反应所产生的影响。

当萨奈特博士拓展了我的研讨会带领者给予的干预建议时，她帮助我摆脱了一个只有一个好客体而剩下的都是坏客体的世界。而且，当她坦诚地表示我们以前的工作"不够有帮助"时，她示范了不同主体之间的修复，以及对失败的感觉的容忍。我不需要通过反映萨奈特博士的好（并把坏情绪都吞进肚子里）来照顾她，相反，当她说她也有需要、也有局限性时，我从她的话中获得了安慰。她能够接纳我对她的负面情绪。这是一个远离诱惑、未与理想化权威融合的过程，表明我们能够生活在一个可以谈论痛苦现实而不会造成毁灭的世界中。我的督导师帮我代谢了这些困难的感受，这在我的治疗工作中产生了共鸣。

我从关系模型的视角理解我的权威性，并据此行动，承认自身的局限性和我们关系的相互性。我相信，我这样做可以让凯茜更好地耐受自己与患者工作的失败感，并帮助她改变自己理想化的分析师形象。这样一个形象，从她接受训练开始就折磨着她，一直阻碍着她的分析能力的发展。现在，她开始觉得，做自己就够了。像我一样，为自己的局限性承担责任，而不会因此崩溃或报复，这本身就具有治疗性——我们都不需要完美。

正如关系模型的督导师不鼓励受督者假装自己很有胜任力，我们也要避免自己假装具备一切专业知识。当我们承认我们作为督导师的局限性时，我们为我们的受督者做出了一种示范，即作为临床工作者应该如何接受和处理自身的局限性。

关系督导模型的三个基本维度——督导师对其权威性的看法（认为这种权威是有限的）、督导中要处理的材料类型（督导关系和非语义材料），以及督导师对其临床专业知识的使用［（用于容纳反移情、为了受督者的发展而保持非防御的状态（耐受去理想化）］——都通过这个例子得到了说明。凯茜决定在她的案例总结中突出这一督导体验。在我看来，这表明在她和我的心目中，我们正在做的工作，其本质也可以说是具有"治疗性"，但它并没有超越教学－治疗的边界。

结　语

关系模型的督导师在以下几个重要方面区别于经典模型的督导师：掌控权威性的方式；督导师认为可以工作的材料；以及督导师的干预模式，尤其是对受督者指向督导师的感受进行工作、在督导关系中工作，这些都被视为恰当的、必要的督导内容。根据关系模型的理解，督导关系不仅仅是知识的载体和协作的媒介，它也是成长和发展的强大工具。督导师需要意识到这种关系的力量，并愿意与受督者思考和讨论关系中发生了什么。这比只注重说教和聚焦于患者的督导能让人了解、表达和体验更多的东西。

在关系模型中，督导师角色的扩大，自然引发了"教学与治疗"的争议：督导师为了训练受督者，可以在多大程度上"治疗"受督者（DeBell，1981；Sarnat，1992）？这个问题在精神分析史上得到了各种各样的答案。费伦齐所属研究所开发的布达佩斯精神分析培训模式认为，"治疗"候选人对其训练至关重要，因此，他们将候选人的第一次督导置于其个人分析之中（Szönyi，2014）。理由是，没有人比候选人的分析师更能帮助候选人解决与患者进行分析工作所引发的内在冲突。然而，这种安排也带来了复杂性，尤其是督导师除了帮助候选人发展之外，还必须对其进行评估。由于这些复杂性，大多数精神分析机构拒绝了布达佩斯模式，并将督导单独作为一项教学活动，与候选人的个人分析完全分开。

因此，对于关系模型的一种思考方式是，当研究机构在个人分析和督导之间划出一条清晰的界线时，关系模型想做一些弥补：关系模型没有将督导纳入个人分析，而是允许督导师采用个人分析的一些功能，以此训练受督者。关系督导师谨慎地承担这些职能，要注意她对临床专业知识的使用必须受到教学任务的限制，以及这种方式是否适用于某位特定的受督者。然后，督导二人组可以达成一种个性化的"教学－治疗边界"的构建，这对双方都是安全、恰当和有用的。第三章论述了受督者授权此类工作的重要性以及如何协商开展此类工作。第七章则讨论了围绕教学－治疗边界的伦理问题。

在阐述了关系模型的基本维度之后，接下来我会在第二章中讨论模型有效性的证据。当我回顾文献时，我很高兴地发现，这些证据有力地支持了心理动力学关系方法在教授心理动力学治疗的艺术时的有效性。

注释

1. 请参见本章末尾和第七章以了解有关处理教学－治疗边界的更多信息。
2. 关于如何与有困难但不愿意以这种方式工作的受督者合作，请参见第五章的指南。
3. 我很感谢"凯茜"允许我摘录她案例报告中的片段，也感谢她允许我描述我们的工作。

第二章

心理动力学督导的关系模型的有效性证据

在本章中，我会呈现心理动力学督导的关系模型的有效性证据。我最开始采用这种方法时是凭借自己的直觉来进行督导的，但我惊讶地发现有很多实证数据支持了这个模型。在本章中，我将向大家表明，尽管对于精神分析督导的过程及结果的研究本身有限（Watkins，2013），但当其与咨询心理学督导文献以及心理治疗、教育、认知心理学和神经科学等相关领域结合时，却为这种富含情感、体验性的、注重关系的督导模式的教学效果提供了令人信服的证据。

精神分析督导研究文献

德尔曼（Doehrman，1976）很早就进行了一项颇具影响力的研究。她的研究强调了督导关系对于被督导的治疗所起的加强或破坏作用。她采访了精神分析心理治疗受训者及其督导师，发现受督者会将他们与患者之间的困难带到他们与督导师的关系中（平行过程）。她还发现，除非督导师能克服受督者所带来的困难，并能够与受督者进行不同的互动，受督者与患者的工作才能取得进展。因为这项研究是在关系精神分析理论发展起来之前发表的，所以这些早期发现的深刻含义多年来都没有被纳入督导理论。

后来，塞索迪（Szesödy，1990，2013）进行了一项描述性的假设生成研究，以探究精神分析督导中的学习过程。他分析了

几个月中督导师和受督者一起工作的录音。他得出的结论是：当
督导师提供的信息符合受督者的即时需求时，受督者学到的东西
最多。然而，在他的研究中，他观察到，督导师们似乎总是错误
地"按照这样一种假设行事，即提供信息总是有用的和（或）最
好的，并且觉得自己提供的东西受督者都能使用"（p.221）。此外，
他发现，受督者在督导中的困难确实与他们和患者之间的困难有
关。这项研究表明，一种经典的、说教式的督导方法（提供信息，
无论其是否与受督者的过程相关）在督导中很常见，也是无效的。

在一项基于问卷的研究中，纳格尔等（Nagell，Steinmetzer，
Fissabre & Spilski，2014）研究了督导过程及其对精神分析师候选
人身份认同发展的影响。他们的主要发现是，如果督导师不仅传
授知识，而且将"关系能力"（p.554）融入督导中，这对受督者的
身份认同发展起到了最大的增强效用，同时为受督者和督导师都
带来了最高的满意度。研究人员得出结论：精神分析督导不仅应
关注患者，还应"对督导二元关系的体验进行工作"（p.555）。这
是对关系模型中对于督导关系的关注的另一个实证。

这三项研究都为心理动力学督导的关系模型的有效性提供了
证据。精神分析研究数量有限，那么，当我们转向更广阔的研究
领域（例如，咨询心理学研究），我们可以得到更多证据。

咨询心理学督导的研究文献

对专家督导师的研究

咨询心理学的两个研究团队（Grant，Schofield & Crawford，2012；Nelson，Barnes，Evans & Triggiano，2008）深入采访了"专家"督导师，这些督导师所认同的理论取向很广泛（心理动力学、折中主义、发展取向、家庭治疗、认知行为治疗、存在主义）。研究人员试图探索督导工作方式中最常见的技能和活动。纳尔逊等人（Nelson et al.，2008）得出结论，认为"专家"对处理冲突持开放态度，会为受督者示范人际关系的处理，愿意承认自己的缺点并能从错误中吸取教训。纳尔逊等人评论这些专家"坦诚开放并想要在督导中谨慎使用权力关系"（p.177），并指出样本人群中"有一种非凡的谦卑感"（p.177）。格兰特等人（Grant et al.，2012）观察到，他们研究的专家督导师［对于自身对督导关系的影响］"表现出高度的反思性"，并且这种反思性"在关系模型的背景下得到了证明"（p.537）。这些督导师在调整方法以满足受督者需求方面表现得尤为灵活，并利用他们的错误"深刻反思并产生更复杂的理解"（p.538）。格兰特等人（2012）总结道："大多数督导模式都警告督导师不要处理受督者的个人议题。但是，与关系理论（Miehls，2010）一致，我们的督导师的一个重要特点就是能够理解个人议题和专业问题的相对贡献，并以更整合的方式解决这些问题"（p.538）。

这两项研究结果表明，专家督导师的工作方式与心理动力学督导的关系模型的三个维度相一致。这两项研究都支持：（a）关系模型对于督导师权威性的视角，认为督导关系是一种相对的相互关系，督导师要反思自己对工作中的困难所起的作用；（b）关系模型对于督导师干预模式的观点，包括处理督导关系中的张力；（c）关系模型对于应该讨论什么材料的观点，这些材料包括平行过程、督导关系，以及个人议题和专业问题。

督导关系的重要性

拉达尼和布拉德利（Ladany & Bradley，2010）引用埃利斯和拉达尼（Ellis & Ladany，1997）的话，总结了他们对督导研究文献的全面综述结果："督导关系似乎是督导过程的一个关键因素，它可能会影响督导过程和结果"（Ladany & Bradley，2010，p.361）。沃特金斯（Watkins，2013）总结了督导文献对于博尔丁[1]（Bordin，1983）的"督导工作联盟"的研究，得出结论——大约40项研究（尽管它们本质上主要都是"事后性的、横断面的、相关性的、非过程性的"研究；p.17）一致表明，好的督导联盟能够预测督导中的好结果，而坏的联盟能预测督导中的坏结果。

事实上，许多研究表明，受督者更喜欢那些能提供"良好"

关系的督导师。里格斯和布雷茨（Riggs & Bretz，2006）借由一项针对博士级实习生的调查数据得出结论：受督者若感觉督导师具有"安全型"依恋风格，他们相比于那些没有这种感觉的受督者来说，对督导任务和督导关系纽带持有明显更积极的感受。弗兰德和谢弗兰斯科（2004）总结了关于受督者如何区分督导师好坏的研究，他们所提到的区分因素有：督导关系中的信任和尊重，督导师对受督者的发展需求的敏感性，督导师对受督者的自主性的鼓励，督导师对于督导关系中的不适和冲突的识别，督导师愿意澄清期望并提供定期反馈，以及督导师能够以非防御性的方式耐受受督者的负面反馈。

督导师对冲突处理的开放性

莫斯科维茨和鲁珀特（Moskowitz & Rupert，1983）发现，38%的受访的受督者报告曾与督导师发生过重大冲突。然而，根据两项针对受督者的调查研究（Ladany，Hill，Corbett & Nutt，1996；Yourman & Farber，1996），大量受督者报告，他们觉得自己太脆弱了，无法向他们的督导师表达他们对督导的负面感受。在这些研究中，正如格雷等人（Gray，Ladany，Walker & Ancis，2001）的一项研究所示，受督者倾向于由督导师识别并开启对于冲突情境的讨论。受督者们还报告说，当他们试图抱怨或提出与督导师在某方面的冲突时，督导师往往会做出防御性的回应。弗兰德和谢弗兰斯科（2004）引用了格雷及其同事（2001）对督导中的反作用事件的研究并指出，受督者在向督导师提及冲突时会感到不安，因此希望督导师可以发起此类对话。

这些研究表明，当督导师没有考虑到关系中的权力差异时，权力差异会在督导关系中产生寒蝉效应。当督导师不希望在督导关系中讨论负面感受时[2]，受督者会止步不前，无法向督导师学习。[见第一章，关于德瓦尔德（1987）未能探究其受督者对他的负面感受的后果。]

任务相关的督导师的暴露

拉达尼和沃克（Ladany & Walker，2003）进行的研究表明，督导师的适当暴露可以传达对受督者的信任，继而增强督导联盟的情感纽带。拉达尼和莱尔曼－沃特曼（Ladany & Lehrman-Waterman，1999）发现，督导师暴露"与督导过程相关的一些感受——自己对来访者的情绪反应、他们自己在咨询中的挣扎和成功、对督导关系的个人反馈、一般性的专业经验以及提供替代性经验的教导"（p.50），对督导工作是有促进作用的，只要督导师没有忘记受督者的需求并把这种暴露变得过于个人化就行。这一发现支持了不对称背景下的相互性的概念：督导师在与任务相关的方面所做的暴露，有助于督导的相互性，而督导师避免不相关的个人暴露则能维护督导二人组中必要的不对称性。

心理动力学治疗研究文献

如果我们跳出督导研究的有限领域，我们会发现心理动力学督导的关系模型教学有效性的额外证据。我们从心理动力学治疗开始。受督者的情绪发展是心理动力学督导的一个主要学习目标。对心理动力学取向的受督者来说，重要的情感能力包括提供共情性的反应和安全可靠的关系，在压力下保持自我反思的姿态，在受到患者的攻击时以不做反应的方式深度倾听患者的声音，并在失去这种能力后重新恢复这种能力（Bion，1962；Ogden，2003，2005；Safran & Muran，2000；Sarnat，2008，2010，2012）。尽管心理治疗和督导的任务重点不同，但我们有理由认为，已发现的促进患者情绪发展的因素也可能促进受督者的情绪发展。关于心理治疗师如何促进情感能力的发展，心理治疗研究文献能告诉我们什么呢？

关于心理治疗结果的研究一致指出，良好的治疗关系是积极结果的预测因素。西尔弗曼（Silverman，2005）在讨论美国心理学会循证实践工作组的研究结果时发现，心理治疗师的人际关系技能水平比技术水平更能预测治疗结果。奥尔林斯基等人（Orlinsky，Grawe & Parks，1994）对数百项心理治疗过程－结果的研究进行元分析后得出结论，表明良好的心理治疗关系比任何特定形式的干预都更能预测积极的结果，并且富有成效的心理治疗师被来访者视为"共情的、肯定的、合作的以及自我和谐一致的"（p.361）。他们的数据还强调，知道如何建立安全依恋关系的心理治疗师工作更有效。克里茨·克里斯托夫等人（Crits Christoph，Connelly Gibbons & Mukherjee，2013）对心理治疗过程－结果的研究进行了拓展的更新综述，再次确认了这一发现。我们可以从这些结论推断出，关系能力对于富有成效的督导师来说也是至关重要的。这些研究进一步支持了强调督导师和受督者的关系的督导模式。

教育与认知心理学研究文献

可以说，对于一个正在发展的精神分析取向心理治疗师来说，有三项任务至关重要（Sarnat，2012）。它们分别是：获取有用的、灵活的"程序性"知识，成为各种复杂技能的专家（如建立工作联盟、识别移情和阻抗并对此进行工作），以及培养各种情感和关系能力（如前一节中所提到的能力）。教育与认知心理学研究的证据表明，关系取向的督导的几个要素有助于完成这些学习任务（Sarnat，2012）。

超越操作手册：传递程序性知识

心理治疗培训的一些方法依赖于精心编制的培训手册。范德比尔特心理治疗项目团队在努力编撰了一本优秀手册之后，发现了手册的局限性（Strupp & Binder，1984）。在对手册的有效性进行研究时（Strupp & Anderson，1997），该团队惊讶于个体心理治疗师在执行手册指令时能力差异巨大。正如宾德（Binder，1999）所言，"［在执行本心理动力学治疗手册时］建立和维持与患者的联盟的人际技能是至关重要的……然而，人际技能非常难教授"（p.707）。宾德总结道，这里的挑战在于找到一种方法，帮助学员将他们从手册中获得的抽象的陈述性知识与他们的生活经验联系起来，即将其转化为程序性知识。

卡巴尼斯（Cabanis，2012）在对认知科学和教育研究的评论中认同了宾德（1999）的观点。她总结道，对于成人学习者来说，最有效的教育体验——传递咨询室中能用上的积极有用的知识的体验——对学习者来说是直接突出的，并且是以问题为中心、互动性强而情感丰富的。这些正是精神分析督导典型的教育体验。也许正是出于这个原因，督导被称为精神分析教育的"标志性教学法（signature pedagogy）"（Watkins，2014）。与传统的说教式精神分析督导方法相比，这些品质更具有关系精神分析督导的特点。所有的心理动力学督导师都会邀请受督者带来他们感兴趣的临床材料，这些材料聚焦于他们想问的直接问题。而基于关系模型工作的督导师可能还会创建一个情感丰富、互动性强的督导环境。

培养复杂的技能和情感 / 关系能力

卡巴尼斯（2012）的研究综述表明，体验性督导环境最适合帮助心理治疗师培养复杂的技能和情感 / 关系能力。只有理论教学和技能练习是不够的。通过这些方法，大多数受训者都可以学会识别逐字稿或过程笔记中主要的移情动力。（有关教授此类技能的更多信息，请参见第三章。）但是，直接体验也是必要的，这可以帮助受督者做好准备，以便在实际的心理治疗中对移情进行工作。知道何时提起移情，何时停留在患者的衍生交流中；知道什么时候在移情中进行讨论，什么时候谈论移情，或者在既定时刻是否什么都不说，这需要复杂的能力，而这些能力是不可能通过教学或结构化练习教授的（Sarnat，2012）。受督者与自己的心理治疗师一起工作的体验也有助于这种学习，尽管有其局限性：患者的移情未必与受督者对分析师的移情一致，而分析师也不一定是受督者的完美典范。个人的心理治疗经验不能代替督导中的学习；在督导关系中，受督者需要针对特定的来访者进行学习，以及针对受督者本人在督导关系中暴露出来的东西进行学习。

当受督者认同其患者的移情，并无意识地将移情带入督导关系时，这种学习的机会就出现了——受督者"承载着"他的患者并将"平行过程"带入督导。在这样做的过程中，受督者使督导师也面临着同样的人际挑战——也就是受督者自己与患者的关系所遭受的阻碍。如果督导师能在督导关系中有效地处理这些动力，那么受督者就在当下直接体验到这种干预，这使受督者能最大限度地从中学习如何处理此类移情。

神经科学研究文献

神经科学与对心理动力学治疗师的教学

迪维诺和穆尔（Divino & Moore，2010）利用神经科学研究设计了他们认为最适合教授精神分析取向心理治疗师的课堂环境。他们指出，神经科学研究表明，大脑多个区域受到刺激的体验，会带来最有效的学习。因此，他们设计了这门课来激活大脑的左半球（处理认知和语言的脑区）、右半球、中脑以及边缘区域（处理非言语印象和情感的脑区）。为了做到这一点，他们采用各种方式使课堂体验化。他们针对学生个体相关的因素来设计讲座，并使用此时此地的材料。例如，在关于大脑和焦虑的教学中，他们会聚焦于学生们通常难以应对的表现压力和竞争焦虑。协同讲师还会公开处理他们之间产生的冲突，为处理人际间的"热点"材料提供了一种最有效的现场示范。然而，他们很谨慎，不会让情感环境"过热"，因为研究表明，过度的情感也会扰乱学习。

迪维诺和穆尔（2010）的课堂情境与关系督导师所创造的督导环境在教学上很相似：聚焦于个体相关的因素、与受督者的互动是体验性的，以及在督导关系中开放地处理冲突。这些也都是关系方法会使用的。迪维诺和穆尔表示，他们的课堂设计是"基于实证的"。因此，他们的证据也能支持督导的关系模型。

神经科学、心理动力学治疗以及督导

肖尔（Schore，2011）回顾了与有效心理治疗实践相关的神经科学研究结果。与迪维诺和穆尔（2010）一样，肖尔得出结论：为了刺激情绪的成长，我们不能忽视患者的右脑，这很关键。更具体地说，他提倡患者和心理治疗师之间"右脑对右脑"的交流——他强调，这种联结超越了言语。他从神经科学研究中得出结论，认为与其说是心理治疗师说了什么，不如说是心理治疗师是如何隐性地、主观地对待患者的，尤其是在情绪紧张的时刻。这决定了治疗的成败。

这些来自神经科学的理解，对心理动力学心理治疗实践产生了影响，扩大了其技术范围以及能从治疗中获益的患者范围。治疗模式的这种扩展反过来也要求督导模式的扩展：当受督者在督导中体验到这种工作时，他能够最好地学到如何在心理治疗中对非语义元素进行工作。事实上，弗劳利－奥戴（1997a，1997b；Frawley-O'Dea & Sarnat，2001）很早就开始发展她对关系模型的督导的想法，具体是为了解决她在精神分析受训期间对某位督导师过于局限（以患者为中心，以言语为中心）的培训方式的不满。她需要有人帮助她处理不成熟的心理状态、活现和强烈的情感，这些都是她的患者在分析过程中带来的，同时也通过平行过程被带到了督导关系中。

厄尔默（Ulmer，2011）回顾了神经科学文献，以寻找可能构成有效督导关系的线索。她的结论与肖尔（2011）的结论相呼应并进行了扩展。她发现，有证据表明，冥想状态（来自冥想练习的平静状态）提供了一个强有力的工具，可以帮助另一方处理困难的非语义治疗材料。这表明，督导师创造的氛围——空间感（spaciousness；Ogden，2005）、接纳性和沉着——会影响受督者情绪稳定的能力，以及进而对患者进行深入的、创造性的思考和感受的能力。

迪维诺和穆尔、肖尔以及厄尔默对神经科学研究的解读进一步证实了心理动力学督导的关系模型的价值和方法。创造生动、此时此地的学习机会，关注右脑的非语义材料以及左脑的语义和认知材料，对我们在督导中所创造的情感环境和我们所教授的概念内容保持同等关注——这些都得到了研究文献的佐证。

结　语

精神分析和咨询督导的文献研究结果，一致证实了督导关系的重要性，包括在此时此地的关系中工作，以及在督导关系中发生的事情和临床关系中正在发生的事情之间建立联系。这些文献也为强调督导师的"关系能力"提供了支持，特别突出了一些品质，比如处理冲突的开放性、反思自己对督导关系的影响的能力、同时处理个人议题和专业问题的自在程度，以及提供安全的依恋。对于受督者的调查显示，受督者一致表示更喜欢能给他们提供"良好"关系的督导师——在这样的关系中，双方相互信任，督导师具有敏感性，存在识别和讨论张力的意愿，以及非防御性的状态。督导师建立良好督导联盟的能力已被证明能够预测督导的良好发展。

心理治疗的研究文献显示，心理治疗师的人际关系技能水平比任何技术方法都能更有力地预测治疗结果。事实上，良好的治疗关系是治疗结果最有力的预测因素。这再次支持了以关系为焦点的督导方式。

认知心理学和教育学相关学科的研究结果表明，只在督导中进行说教式的教学是不够的。体验性的、基于关系的教学，在形成程序性知识和情感／关系能力方面最为有效，而这两者对心理动力学治疗师来说都至关重要。神经科学研究进一步证实了囊括右脑的方法的重要性：一个情感丰富、平静、专注于体验的督导环境，是教学与学习的最佳环境。

从这些文献中可以看到一幅连贯的图景：一个富有成效的督导师，其工作方式与心理动力学督导的关系模型惊人地一致。督导师对自己的权威有一种看法，这让她能向受督者询问督导中的负面体验，并且在讨论这些体验时，她会为受督者提供一种安全感，因为她认为她在督导过程出现的困难中起了作用，也要为此负责（维度 1）。督导师会将所讨论的材料扩展到受督者的口头报告之外，包括情感、活现和其他非语义因素，并关注这些因素在督导关系中此时此地的表现。她理解体验性学习的重要性（维度 2）。最后，督导师会意识到，她与受督者的互动模式，不仅向受督者传达着她的智慧，更重要的是她如何与受督者相处——这对受督者的成长和发展至关重要（维度 3）。

在下一章中，我将讨论心理动力学关系取向督导师的方法是如何从关系模型的基本维度中得出的，以及如何得到本章所提供的证据的支持。尽管督导关系内在的权力和权威并不对称，但哪些方法有助于督导关系的相互性？什么样的方法可以让督导双方扩大他们工作材料的广度和深度？哪些方法允许督导师出于教学目的适当利用其临床技能？

注释

1. 博尔丁现已去世，他是我的第一任督导师。从 1971—1973 年，我们在一起工作。博尔丁将"工作联盟"视为治疗关系和督导关系中的改变的主要引擎，并将其视为超越理论方法差异的治疗性因素。他对这种关系的重视，是关系精神分析思想的先兆。我始终感谢他对我作为一名心理治疗师和督导师的发展所做的贡献。

2. 即使是教授关系或人际治疗模型的精神分析取向督导师，有时也无法理解督导中权力差异的沉默效应，或者他们会害怕，如果探究受督者对于督导关系的体验，可能就逾越教学与治疗的边界了（Frawley-O'Dea & Sarnat，2001；Hirsch，1998）。

第三章

督导方法和技巧

在第一章中，我们讨论了心理动力学督导的关系模型的基本维度，并在第二章中查看了支持该方法有效性的证据，现在我将阐述关系心理动力学的一些独特方法和技巧[1]。关系督导师的具体工作细节因人而异。出于这个原因，对一般性主题进行一些概述之后，我并不想替所有关系督导师代言，而是提供了一些我自己如何工作的细节。我考虑的是，该模型的基本维度——督导师的权威观、督导讨论中应包含的材料以及督导师的参与模式——如何转化为督导师的实际行动。我先从关系方法和技巧的不同之处开始。然后，我会讨论几种具体的方法：初始评估、协商如何合作、处理受督者的各种需求、根据需求选择如何呈现材料、评估以及档案留存。最后，我会讨论关系案例讨论会的独特之处。

关系方法和技巧的特点是什么？

关系督导师的工作方式体现着该模型的基本维度。她优先考虑能够鼓励受督者表达和真实性的方法与技巧，以及能够鼓励受督者在呈报材料与披露其实际困难和担忧时尽可能开放的方法。这意味着要关注受督者的焦虑和羞耻感，识别督导师自身的冲突和焦虑，以及可能因此做出的伤害性的事情。关系督导师不会像更偏向经典模型的督导师那样，期望受督者遵从督导师对患者和技术的想法，而会引出受督者的想法，并饶有兴致地探索差异。

与大多数督导师一样，关系心理动力学的督导师重视培养合作关系的方法。在这种合作伙伴的关系中，双方都致力于追求相同的目标，即通常所说的督导联盟（Fleming & Benedek，1966；Watkins，2013）。但关系督导师对督导关系的兴趣不仅仅是鼓励合作和修复破裂。她也会关注督导关系中发生的事情是否反映着与临床关系平行的动力，或者因她本人而引入的动力。此外，她会对受督者对督导师的感受进行工作，并将之视为一个机会，以言传身教的方式传授临床技术，并促进受督者的情感和关系成长。她明白，在督导关系中工作会促进体验性学习，而这是最有用的一种方式；她也理解受督者对情绪调节和安全感的需要，以及对提供一些理论以容纳焦虑的需要。

关系督导师的技术方法非常灵活。例如，尽管她教授的东西关乎患者和技术，但当教学方法被证明无效或不足时，她会考虑放弃这些方法，并将注意力转向督导关系中正在出现的问题。此外，她希望改进受督者的工作方式，而不是试图让受督者像她一样工作。

关系督导师根据督导二人组的具体需求制定自己的方法，找到适合他们的独特工作方式。理解和适应受督者的心理，这对关系督导师来说与理解和适应患者的心理一样重要。督导师和受督者一起探讨受督者的学习需求，就如何合作进行或明或暗的协商。

关系督导师的几种典型方法

初访评估

　　督导师与受督者会面时，要在心里考虑一些问题，例如：受督者的发展水平如何[2]？哪些焦虑和反移情议题是最突出的？受督者有多大空间去探索自己？受督者接受了多少临床培训，他以前的督导体验是怎样的？这些问题的答案有助于督导师选择适宜的工作方式。此外，督导师会考虑哪些方法最符合督导工作所处的特定临床环境和（或）教育组织的政策和期望，无论是机构还是培训诊所。最后，督导师会考虑自己的需求、能力和偏好，问自己一些问题，比如：什么样的督导方法与我想要教授的临床方法在过程方面是一致的？考虑到我的个性、受训背景和经验，什么方法对我来说最自在？这位受督者在我身上唤起了什么反应，以及没有唤起什么反应？这如何影响（以及应该如何影响）我在这个二人组中的工作方式？

协商合作方式

　　以下是我在初始督导会谈中通常会考虑的一些事情。我对于如何开始没有严格的限定。

如果受督者向我寻求督导，我会询问他对于与我合作的期望，并花时间讨论这些期望。如果受督者和我是新认识的，我会试着探索我们对于如何进行督导工作的偏好之间的契合度。我希望受督者能感到我会倾听他的声音，而他也可以积极参与，共同定义我们一起做的事情。我想要一个督导的合作伙伴。

尽管我会邀请受督者和我一起讨论我们如何能更好地合作，但同时我会以某种方式让他知道，我对评估与解决他的学习需求以及评审负有最终责任。因此，我试图将我对督导关系的看法称为不对称背景下的相互性。

《健康服务心理学临床督导指南》（APA，2014）指出，"最好"提供书面督导合同（领域 G，标准 4，p.25）。然而，我和许多精神分析师一样，更喜欢与受督者达成口头共识，除非培训机构特别要求我提供书面协议。口头协议更容易趋向个体化，也更容易根据条件进行修改，而且它更人性化，不那么官僚主义，有助于营造我在督导中重视的亲密环境。然而，我确实会记录我们口头协商同意的内容，并定期向我的受督者反馈。在受督者遇到严重困难，或督导师与受督者存在严重分歧的罕见情况下，这一点会变得很重要（见第五章）。

处理受督者的需求

设立具体、透明的学习目标已被证明是有效的精神分析教育的重要影响因素（Cabaniss，2008；Moga & Cabaniss，2014）。我试图通过处理受督者的需求来解决学习目标的问题，其中"需求"这种说法强调了受督者体会到的需要。如果受督者觉得在某些事情上需要帮助，我认为我的工作则是把受督者的需求转化为适合我们共同工作的目标。我帮助受督者详细阐述和澄清他的督导需求，根据受督者能感受到的需求去倾听背后更广泛的学习需求，并就我们将在督导中进行的工作展开协商。下面的几个例子说明了受督者需求的范围以及我可能如何回应它们。相比于经验更丰富的受督者，初学者通常会提出不同类型的需求。

新手的需求

新手受督者——那些处于罗内斯塔德和斯科夫霍尔特（Rønnestad & Skovholt，2003）所说的"初级学生阶段"的人——通常对开启心理动力学治疗的基础表示担忧，如下所述。

- "我只做过危机干预的工作，不知道该如何应对当前没有活跃危机的来访者。"
- "我有认知行为疗法的经验，但如果我不给来访者布置家庭作业、不帮他们改变内部脚本，我就觉得很迷茫。"
- "我很难开启和来访者的工作。做完初始访谈，来访者都不想和我继续做治疗。"

对于一个新手心理动力学治疗师来说，当他几乎不知道该做什么的时候，就被带到患者身边，压力是很大的。因此，我倾向于非常直接地回应这些请求，教授他们关于如何构建治疗情境、如何倾听、如何鼓励患者继续说下去，以及如何在督导中呈现材料的基本知识。一些读者可能会感到惊讶的是，关系取向心理动力学督导师会提供具体的建议，但他们会考虑具体的情感和人际关系情境，而提供直接指导对于减少新手受督者的焦虑非常重要。我会和更有经验的临床工作者进行开放式的探索，但对于新手，我会有意克制一些，因为这会让初学者更加焦虑，而不是减轻焦虑（Josephs，1990）。另外，我也会把受督者的无助感和不足感正常化。

中间水平的需求

在罗内斯塔德和斯科夫霍尔特（2003）的模型中，处于"初级学生阶段"和"高级学生阶段"之间的受督者，经验更丰富了一些。他们提出的需求表明，尽管他们可能已经开始与患者进行心理动力学工作，但他们仍然关注某些基本问题。

- "我很难理解患者的困难，我需要有人帮我把理论应用到工作中。"
- "我不知道如何用我的构想来指导我的倾听和干预。"
- "好像开始的时候我和来访者进展得不错，但后来我的治疗就陷入了困境。这个过程一直像'闲聊'一样，我不知道该怎么做才能深化工作。"

- "你能帮我识别移情并弄清楚该怎么办吗？"

从这些问题中，我推断我的受督者虽然需要很多帮助，但已经不是初学者了，因此可能不那么焦虑，可能既不需要也不会从同样程度的具体指导中受益。然而，提出此类需求的受督者可能需要在督导中练习特定的精神分析技能。

例如，为了帮助受督者培养识别无意识移情材料的能力，我可能会要求他从他呈报的这节会谈的显性内容中提取主题。然后，我会让受督者思考这个主题，想象他的患者如何看待自己与治疗师的关系，这和他提取的主题又有何关联。随后，如果有必要，我们将使用这些材料来寻找诠释移情的话语。在这个练习中，我带领受督者一步一步地完成我在自己的临床工作中半自动完成的过程。在教学上，让受督者自己练习的效果要远优于督导师直接指出其所认为的主要移情主题，并期望受督者下次自己可以弄清楚。不幸的是，后一种方法是一种非常常见的心理动力学督导策略（见 Cabanis，2012）。

隐性需求

有时，学习问题只在督导中间接出现，而不是在明确的要求中出现，例子如下。

- "我在收取费用方面遇到了一些困难，诊所主任说这已经是个问题了。"

- "我有一个患者总是取消治疗。我没有和我以前的督导师谈过这件事，因为我实际上不觉得这是个问题。"

这些问题源于我自己的经验。对于第一个问题，我首先要帮助受督者意识到，是他（而不仅仅是诊所主任）认为收费情况是个问题。一旦受督者能够掌握问题的所有权，我们就可以开始理解他的冲突和焦虑是如何在他难以收取费用的过程中表达出来的。对于第二个例子中的受督者，在我们同意这是个问题之前，我有一些初步工作要做。然后，我们必须弄清楚受督者是否想要并需要我的帮助（尽管我自然地认为她想要；见第七章，关于我与受督者安德烈娅的这个督导片段有更多讨论）。对于这两位受督者，我们首先需要就督导重点进行协商讨论，并建立一个针对该重点的联盟，然后才能达成一个相互的、有意义的学习目标。

高阶学生的需求

处于学习心理动力学治疗的"高级学生阶段"（Rønnestad & Skovholt，2003）的受督者正在发展复杂的技能，学习如何熟练地运用这些技能，以及发展复杂的情感和关系能力（Sarnat，2012）。这些能力不能像帮助受督者构建移情主题那样被系统地分解和实践。正如第二章中引用的研究所表明的那样，尽管试图理解患者和教学技巧的"面包黄油"督导活动仍在继续，但督导师可以通过处理督导关系中"此时此地"所发生的来促进这些能力的发展。

一旦开始进行心理动力学治疗，在患者、受督者和督导师之间会间歇性地产生一些对治疗有用的活现，这些现象要在督导中被指出并得到处理。从说教式教学，到活现的处理，再回到教学，这往往是我与已经度过新手阶段的受督者合作的特点。第四章中摘录的督导片段是这类工作的一个例子。在那一节督导中，我的受督者——一名高阶学生简，在督导中活现了一种源于她所呈报的治疗的麻烦的动力，无意识地让我尝到了当患者拒绝她的诠释努力时她所感到的那种挫败感。当我意识到这一点时，我放弃了告诉简她和患者之间发生了什么，转为关注我们关系中的动力。我向她提供了一个直接的体验，让她了解一个"助人者"，无论是心理治疗师还是督导师，如何与一个认为"助人者"没有能够为他提供帮助的人转化关系。简通过这次经历学到了一些我无法通过直接指导教给她的东西，并且这些也是她无法在自己的心理治疗中学到的，无论她的心理治疗师对她有多大帮助。简与我之间发生的情况和她的患者与她之间的情况，是非常明显的平行过程，这使简在督导中体验到了一些对她来说非常重要的东西，而我的现场干预促进了她作为心理治疗师的成长。随着活现的解决，我在这节督导的后半段回到了"教学"模式。

高阶学生还会要求督导师帮他们处理在与特定患者工作时引发的情绪。在这里，还是可以拿简来举个例子。她让我知道，在她与几位患者的工作中（她每周见他们两次或两次以上，已经持续好几年了），她的情绪高度卷入，但不知道如何利用自己的感受来促进患者的进步。我要求她在督导中尽可能坦诚地表达自己在这些治疗关系中的感受。简照做了。第四章中的逐字稿显示了我们如何帮助她从情绪中学习，并利用这些情绪来帮助她的患者。

决定以何种形式呈现临床材料[3]

我希望受督者提供材料的形式能满足他们的要求和学习需求。因此，材料的呈现方式各不相同。以下是一些最重要的形式。

受督者产生的问题

通常，初学者需要督导师立即回答最近一节治疗中困扰他们的问题。我会尽量满足这样的需要。这样做可以让受督者在督导中获得一些掌控感，而他们在临床治疗中经常感到失控。我不会坚持要求焦虑的初学者写治疗过程笔记；一开始就写这些可能会让人觉得繁重且过于暴露。在任何情况下，新手通常无法使用过程笔记来反思治疗过程，因为他们是在危机模式下运作的。只有在受督者获得了"不晕船的本领"之后，我们才能开始以更广泛、更反思性的方式看待治疗中发生的事情。

视听记录

我发现录音[4]在督导中很有用，但我并不总是会要求受督者录音。如果受督者没表示想要录音，并且我觉得没有录音我们的工作也很丰富又有意义，我就不一定会使用录音，尽管我总是邀请受督者把录音带过来。然而，如果一名受督者对他如何与患者交谈表示忧虑，希望我亲身体验他和患者的互动，或者希望我帮助他了解那节治疗中发生了什么（他觉得特别困惑，无法在笔记中全然描述出来），我会建议听一听录音。

每当受督者播放录音材料时，我都会留意这种暴露对于受督者自恋的冲击和风险。为了保护我们的联盟，我鼓励由受督者决定播放磁带的哪一部分以及我们讨论的问题，尤其是在我们刚开始这样做的时候。听完材料之后，我会邀请受督者说出他的联想，并在稍后酌情补充我的联想。当受督者将自己的"隐秘违规"或"个人失败"与我分享，而我以一种不带羞辱的方式做出回应，他们有时会感到松了一口气。随着时间的推移，随着我们之间信任的发展，大多数受督者都会放心地放弃对我们讨论的内容的控制，然后我会开始提出在我看来很重要但受督者似乎没有意识到的问题。

一位受督者选择在几周的时间里播放一系列录音节选，并对其提出了一些问题，而这些问题变得越来越聚焦和冒险。例如，他的问题从"这里发生了什么我忽略的东西吗？"变成了"我知道我在这节治疗中再次陷入了对于显性内容的反应。你觉得这段话在无意识层面发生了什么，为什么我听不见？"。第二个问题从"我担心我在这段对话中说得太多了。你会这样觉得吗？"演变为"我知道我说得太多了，我想知道为什么会在治疗的这个时候发生这样的事情。你能帮我理解一下是什么触发了我这样做吗？"。这一进展反映了受督者反思自己的洞察力不断增强，以及对自己的分析性态度（即非评判性的好奇心）的发展。面对他的录音，我表现出接纳的态度（当受督者已经在监控自己时，做到这一点总是更容易一些！），促成了这一进展。作为一名督导师，我希望我的受督者能内化我的分析性态度，并将其带入临床工作，从而提高他们承受和处理反移情反应的能力。

偶尔，如果我觉得录音对我负责任地完成工作是必要的，我会坚持让受督者录音。如果我对受督者的工作有顾虑，我会直言，也会提供空间讨论受督者对录音可能揭示的内容的焦虑。当我听到录音材料时，如果我的担忧得到证实，我会将受督者的困难告知培训机构，并采取必要措施确保患者得到合乎伦理的关照。但我的首要责任是以一种不带羞辱的方式与受督者谈谈他的困难。（关于与有严重困难的受督者合作的更多信息，请参阅本章和第五章中关于评估的内容。）

过程笔记

过程笔记是心理动力学督导师与中阶和高阶受督者合作的首选模式。当我们试图加深受督者对无意识沟通的理解，或试图掌握临床工作中正在活现的一些事情时，通过这些笔记来了解整节会谈或一系列会谈的流程通常是很有成效的，因为它们将流程浓缩为一个可以处理的单元。当我督导精神分析师候选人时，我们会集中关注候选人每周见三四次的单个患者，并且我会定期（尽管不是仅仅）对过程笔记进行工作。

我向许多受督者教授写过程笔记的艺术，因为他们笔记的质量将决定他们在整个职业生涯中能够获得的督导和会商性帮助的质量。我承认，受督者的先入之见塑造了他的记忆和写下的东西，这是不可避免的；同时我也承认，当受督者处于情绪高度唤起的状态时，当时超负荷的互动可能会从记忆中完全消失。（如果这种情况反复发生，录音可能会有所帮助。）我建议受督者尽可能追踪材料中的主要转变，然后基于此填写细节。我还鼓励他们总结而不是详细报告重复的段落，以捕捉材料的心理核心，而不浪费宝贵的笔记或督导时间。要做出这样的选择，必然要求受督者关注患者联想的意义和功能。而且，我也要帮受督者接受这样一个事实，即有时他会停止思考和记忆，只进入时间的流动之中，而他的笔记会反映出这一点。受督者自己的幻想、身体感觉和遐思（Ogden，1994）也很有价值，可以作为右脑对右脑的、有关移情－反移情的交流的来源。最后，我鼓励受督者关注并试着记下患者在受督者提供诠释后的反应，这样我们就可以一起思考患者如何无意识地体验受督者的干预，以及干预是否有效。

受督者个人的自我暴露

有人可能会认为在每节督导中都呈现过程笔记会忽略其他重要对话。我会澄清一下，我愿意以各种方式利用我们在一起工作的时间，也愿意谈论各种话题。我会考虑到受督者的隐私权[5]，但我发现，很多人会主动跟我说一些私人的事情。如果受督者提起个人话题，我首先会假设他向我提出这个问题，而不是跟他的朋友或心理治疗师说，是有其原因的。我会思考，这个问题和受督者与患者的工作、他在我们的督导关系中合作的能力以及（或）他的专业发展有何关联。当受督者希望我了解他在个人生活中遇到的困难时，我会接纳这个部分。培养在个人动荡时期胜任工作的能力，对每个心理治疗师来说都是一个挑战。我认为，愿意在这些时期请求帮助是一种重要的能力。所有心理治疗师都是人，尽管有些患者会给我们施加压力，不想让我们待在"凡人"这个位置上。

然而，如果这个问题需要更多时间和关注，超越了我能在督导中提供的实际时间和关注，我会提出个体心理治疗的话题。如果我的受督者正在接受治疗，我可能会询问他是否觉得自己从心理治疗师那里得到了他所需要的帮助。如果他没有接受治疗，我会建议他考虑一下。同时进行心理治疗（或分析）对心理动力学治疗师的发展有着巨大的影响。（参见《督导关系》中的第七章，其中详细讨论了当受督者同时接受或不接受个人心理治疗时，督导的差异。）

当然，有时也会发生这样的情况，即受督者会利用自我暴露来避免谈论他与患者的工作；就像在治疗中一样，在督导中，任何东西都可以用于阻抗。如果我感觉到是阻抗在起作用，我可能会对此发表评论，或者简单地建议我们继续讨论他与患者的工作。

评估受督者

通常，我会在第一节督导中介绍对受督者的评估问题。根据我的经验，如果督导师没有直接进行评估，受督者会默默地担心，而且往往认为督导关系不够安全，无法进行坦诚的自我表达。我能意识到，当受督者面对评估审核自己的人，是很难公开谈论自己的个人感受、遇到的挑战和困难的。然而，我会让受督者知道，如果他们愿意讨论不可避免的困难，我会尊重他们；我也非常清楚自己的困难，并且，在我向培训机构或他人递交评估结果或讨论他们的情况之前，他们可以依靠我为他们提供直接反馈。

弗劳利–奥戴和我（Frawley-O'Dea & Sarnat，2001）在我们的书中举了一个例子，以说明我们如何在督导的初始阶段处理对于受督者的评估问题。我们强调，我们尊重那些对自己知识的欠缺和遇到的困难持开放态度（而不是努力地表现得非常有能力）的受督者。我们邀请受督者对督导进行反馈——他们是否在督导中获益，并承认我们之间的权力差异所带来的影响。最后，我们注意到，关于评估的对话可能会受到被督导的个案动力的影响。

这种谈论评估的方式[6]也源于关系督导师的权威观：强调相互的脆弱性，承认督导关系中权力和权威的不对称性，并肯定督导师与受督者之间的纽带是首要的，同时也承认督导师与支持培训的组织之间的联盟以及她对被督导的患者应承担的责任。这是一种复杂的信息平衡，目前可能无法完全吸收，但在进行评估性对话之前，这一点必须得到阐明。（关于评估中提出的伦理问题的讨论，见第七章。）

文档留存

督导师有伦理义务像心理治疗师一样留下督导记录（APA，2010；Thomas，2010）。督导师需要根据笔记的不同目的来进行考虑。供督导师个人使用的笔记与供其他潜在相关人士查看的笔记截然不同。

供个人使用的笔记

好记性不如烂笔头。我会记下我可能想在之后的督导中继续讨论的东西，以及关于每位患者的一些基本信息。当受督者向我呈报过程笔记时，我会记录我对他这节治疗过程如何流动的观察，用以辅助和受督者一起分析他的这节治疗。

我还会写下我和受督者共同制定的学习目标；我会定期回顾这些，以确保我自己和受督者都走在正轨上。当以前所说的目标不再相关，受督者可能也有了一些发展，就是时候定义新的目标了。或者，我和受督者可能已经更清楚地了解了受督者的实际目标，并需要相应地修改这些目标。如果，当我谈到前面提到的目标时，我意识到我们已经忘记了它，这可能表明我们已经被卷入了一种活现之中，而回到既定目标可以将我们从这种无意识的卷入中"唤醒"。

当我计划向同事介绍我的督导工作以征求意见时，我会更详细地记录督导中一来一往的对话，以便同事了解我的督导过程。这些笔记可能会有所帮助，就像临床过程笔记有助于向督导师传达参与者之间实际发生的事情细节一样。有时，我也可以通过查阅这些笔记进行自我督导。

供潜在相关人士查看的笔记

当个案中出现安全或法律／伦理问题时，我会做正式的笔记，我也知道这些笔记是写给其他人看的。我要记录下我和受督者认真对待了这个问题，并都妥善处理了它。我还会记录受督者取得的进展和遇到的困难，以便在撰写受督者的评估报告时可以借鉴这些材料。提供具体数据对于评估文档和评估谈话非常重要。

确保受督者做好适当的图文记录也是督导师的法律／伦理责任的一部分。我还要帮助受督者将这些笔记与过程笔记或他为个人使用而做的其他笔记（例如，为督导而写的笔记）区分开。

案例讨论会：团体督导

现在让我们转向团体督导——这种活动也被称为"案例讨论会"[7]。与个体督导一样，案例讨论会也有关系取向和非关系取向的心理动力学模型。

非关系取向的案例讨论会

团体督导在机构环境中很受欢迎，部分原因是它允许一位督导师同时督导多个学生或工作人员的工作。有一些督导团体是为了确保工作人员在既没有时间也没有资金进行个人督导的情况下提供称职的服务。这类团体的重点是其管理职能，因此无法充分利用团体情境的教学潜力。

但是，即使是一些出于教学目的而召开的以心理动力学为导向的案例讨论会，也未能充分利用团体情境的潜力。这些案例讨论会以类似于传统课堂教学的方式进行：在案例陈述后，督导师可能会像课堂教师一样，要求团体发表一些评论，然后对案例进行概念化，使用案例材料教授自己的理论和技术。在这种案例讨论会（我称之为经典的示范型案例讨论会）中，带领者的想法优先，而团体过程没有得到利用。[见弗劳利－奥戴和萨奈特（2001）的书中第九章里"肯（Ken）"的例子。]

关系心理动力学取向的案例讨论会

关系心理动力学取向的案例讨论会是一种更复杂、更具体验性和参与性的活动。团体带领者可能会提供她对患者和技术的视角，但讨论会的结构是为了促进在团体的此时此地对于无意识材料的使用，并让成员参与其中。团体成员被鼓励在讨论案例时多关注自己的感受和幻想。案例报告者和患者之间无意识过程的元素，报告者在口头叙述中无法传达的元素，通常与团体的情感体验平行，并在团体互动中重演。而督导师的工作，除了利用材料展示理论和技术要点并提出要讨论的问题外，还包括帮助团体成员理解他们的体验并从中学习。

比昂的团体理论及关系取向案例讨论会的带领者

正如我所说，关系取向案例讨论会的带领者必须理解团体。对于我这个精神分析师来说，熟悉比昂（1961）的团体理论是督导技能库的重要组成部分（Burka，Sarnat & St. John，2007）。理解比昂的"团体作为整体（group-as-a-whole）"的概念，使带领者能够在无意识层面倾听组员的评论，将其作为团体无意识的一种表达，而不仅仅是倾听组员作为个体的表达。当团体督导师发表对于组员个体如何表达团体整体的动力的理解时，她会提高参与者对于自身个体价值（valence）的认识，即他们特别倾向于在团体中扮演什么角色，以及他们可能在替团体表达什么样的感受和幻想。

比昂关于两种不同团体功能模式的想法，也对关系取向案例讨论会的带领者有帮助：团体在任何特定时刻都可以发挥作用，要么大多是基于现实的——比昂称之为工作团体（work group）模式，要么主要是基于幻想的——比昂称之为基本假设团体（basic assumption group）模式（Burka et al., 2007）。在工作团体模式运行时，团体成员会关注自己的体验，并利用自己的体验学习心理治疗的艺术，采取现实的方法完成任务。当一个案例讨论会陷入基本假设模式时，它会围绕幻想假设组织起来，与现实需求脱节，并脱离团体原本的任务。

从比昂的角度来看，团体带领者的目标是双重的。首先，她在工作时要维持工作团体模式；如果团体不处于该模式，则需要重建工作团体心智状态。如此，督导师便需要关注团体中不可避免被引发的焦虑，并试图通过她的参与来充分容纳这些焦虑，以便团体成员能够学习处理他们的体验和联想。其次，督导师需要帮助团体观察自己的体验，以此深入了解患者的动力和治疗关系。案例讨论会中的基本假设动力被视为团体阻抗的一种形式，而它也可以被视为源于所呈报案例的活现——这是分析加工的重要信息来源。

在案例讨论会中，就像在所有教育情境下一样，督导师尽力鼓励思考、理解和创造意义，而不仅仅是活现无意识的原始状态。但是，接受在案例讨论会中出现原始心智状态的必然性，可以让学习变得深入，而这无法从其他途径学习到。关系取向案例讨论会的带领者致力于创造一个学习环境，在这个环境中，患者、案例报告者或带领者引发的情感和其他非语义体验可以由团体成员体验和表达，并且他们不会被批评或指责为"不专业"。

对无意识团体动力进行工作并不是团体带领者唯一的工作。关系取向案例讨论会的带领者也可以就患者和技术进行教学，只要团体能够思考。我提供自己对案例材料的解释，但不以客观权威的立场发表评论。我会表明，尽管我可能有更多的经验和理论知识，但我是通过自己的主体性参与其中的，并且我不能说我比任何其他参与者知道更多关于患者的"真相"。我也会明确承认，我对技术的想法是基于我自己特定的工作方式，这不会（也不应该）与任何其他心理治疗师的工作方式完全相同。

在《督导关系》中，我和弗劳利－奥戴提供了一个关于以关系为导向的案例讨论会的带领者如何工作的例子。我在这里总结一下其中的片段。

案例片段

在一个案例讨论会的第一节督导中，精神分析师候选人玛丽正在呈报莉萨的个案。当玛丽实事求是地阐述了莉萨令人不安的自残行为细节时，团体成员陷入了无声的震惊。当督导师指出成员们的反应时，他们表达了排斥、恐惧、疲劳和思考困难的感觉。随后，团体中的一些成员开始批评玛丽似乎在情感上和患者、和团体脱节了。而团体的其他成员则保持沉默。督导师为成员的感受留出了空间，但也坚持让团体聚焦于理解为什么案例讨论会发展成这样，而不是聚焦于向玛丽提供建议或批评她对于治疗的处理方式。批评和沉默的组员随后都开始努力理解他们对玛丽的报告的反应。

在之后的案例讨论会中，玛丽能够反思她与莉萨以及她上周呈报的材料之间的脱节。就好像她从恍惚中醒来了。在第二节案例讨论会上，她报告了新的一节治疗会谈，她在其中似乎与莉萨有了更多的联结。团体成员对他们所听到的内容表示赞赏，并开始共情玛丽。他们意识到，与身处治疗中的玛丽相比，他们更容易体验到莉萨自毁行为的影响，因为玛丽在治疗中感到孤独，感觉"多到难以承受"，并且启动了解离。

然后，团体试图了解上一节案例讨论会发生了什么，导致玛丽与莉萨的工作发生了变化。一些团体成员认为，玛丽对患者的共情可能有所增强，因为她能够将团体作为她未被代谢的反移情反应的容器。其他团体成员想知道，变化的一部分是不是因为他们现在的倾听方式有所不同：在案例讨论会带领者的协助下，他们处理了自己的反应后，更能理解玛丽对莉萨的态度了。

到第一节督导结束时，案例讨论会已经从基本假设团体转变为工作团体。在第一节督导的大部分时间里，报告者都无法直接思考或谈论她对莉萨的反移情反应，因为她受到了太大的创伤。相反，她无意识地将自己难以忍受的感觉投射到团体成员身上，然后团体成员对她的投射做出回应：要么是施受虐反移情的活现（批评报告者），要么是对患者施受虐的认同，要么是防御——拒绝参与这种活现（无声退缩）。团体在战斗／逃跑的基本假设下运作。

督导师通过限制施受虐行为提供了一种容纳的存在，并能够对案例、报告者和团体保持分析性的态度。患者迄今为止未被容纳的动力，进入此时此地的案例讨论会并获得了团体的加工，这种体验使报告者、讨论会以及（最终是）患者都获益良多。[另见伯卡等人（Burka et al., 2007）关于在案例讨论会中使用比昂的容器－被容纳理论深化学习的讨论。]

在案例讨论会中用关系方法工作的挑战

参加关系取向心理动力学案例讨论会，不仅对团体成员来说是可怕的，而且对团体督导师来说也是很吓人的。我们所有人都经历过团体中可能会发生的思维崩塌，尤其是当团体投入充满情感的材料中时。原始的心智状态、将报告者作为替罪羊和团体的崩解都是潜在的危险。因此，希望利用团体力量的团体督导师需要能够创造一个足够安全和容纳情感的环境，以便成员进行整合并从体验中学习。

在和团体成员开启讨论会时，我会表明团体提供了一个机会，让每个成员理解自己倾听、构建和回应临床材料的独特方式。我要求所有人以这样的方式倾听成员对所呈报的材料的评论：将它视为该成员独有的联想，而不是关于如何与患者工作的建议。当然，无论我如何框定团体任务，案例讨论会中几乎都会有一种"监督指导"报告者的普遍吸引力。团体安全感的一个重要因素是，如果团体成员试图做些什么来应对焦虑，或者开始通过批评报告者来活现案例中的动力，督导师会进行干预。督导师必须维持这一界限，就像上面的例子中的督导师所做的，这样团体才能成为情感材料的坚实容器。我也会告诉团体成员，如果我对报告者做出了什么反应，请提醒我注意。

在此时此地的精神分析性学习

由于案例讨论会的每个成员都有独特的情感直觉领域和与临床材料的独特连接点，因此不同的成员会谈论患者的不同方面，这有时会导致对于案例的不同构建。成员还可能从心理动力学中不同的理论角度发言。案例讨论会的作用之一，就是帮助成员了解自己看待材料的视角偏好和局限性。相较于假设自己的联想就是"真实的"，成员需要了解自己特别容易注意到的动力类型，以及自己可能视而不见、听而不闻的动力类型。成员也会了解到自己喜欢的理论的优势和局限性。对于正在发展中的临床工作者来说，这是一种令人谦卑的经历，可以激励他们进行自我探索，并寻求心理治疗和督导的帮助。

通常，团体中的不同成员不仅会连接患者无意识的不同方面，而且（如在一个家庭中发生的那样）会连接案例讨论团体的无意识的各个方面。如果带领者能够帮助团体容纳关于案例的多种假设，并且能够帮助团体观察和谈论团体过程中的活现，那么有价值的精神分析学习就可以发生。最终，最初看起来相互排斥的多种解释可能会整合成对于患者和治疗关系的多面化理解。

这种案例讨论会的督导师在分析团体生成的材料中发挥着领导作用。我会邀请团体关注讨论中出现的主题或团体成员之间的互动方式，并就这些主题和动力与案例的关联提出问题。我可能会尝试将多个团体成员的评论整合成一个合乎逻辑的构想，并可能引用不止一个理论视角来看待材料。例如，我可能会说："自体心理学家可能会这样理解这个材料，而新克莱因学派则会这样看。"我鼓励团体成员和我一起参与这些活动，并将发展这些能力视为案例讨论会的主要教学目标。

结　语

关系督导师试图使她的方法适应她所处的督导环境、受督者的需求以及被讨论的特定患者所引发的问题。尽管她是根据一套一致的基本原则工作的，但这些原则如何转化为技术的细节将因不同的督导关系而异。在我看来，最高效的督导师有一个丰富的方法库。一个重要方法就是案例讨论会，它有助于教会参与者如何处理自己的主体性以及浮现出来的无意识过程。使自己的方法适应关系情境的具体情况是每个有技巧的临床工作者都要学会做的事情，而这种能力也应该是督导情境中的一个目标。

在第四章中，我们将近距离审视一节督导的逐字稿。如此，我们便可以观察到这些方法和技术以及它们所依凭的基本维度如何体现在实际对话中。

注释

1. 关于督导方法更广泛的观点（不仅聚焦于关系取向），请参见《健康服务心理学临床督导指南》（APA，2014）。

2. 关于受督者发展的实证和更全面的探索，请参见罗内斯塔德和斯科夫霍尔特（2013）。

3. 关于督导中各种材料呈现方式的优势的全面讨论，请参见伯纳德和古德伊尔（2014）。

4. 因为我在自己的私人办公室进行督导，目前没有播放视频的设备——而且我的受督者中很少有人有录制视频的设备——所以我要求录音。随着技术的进步，这种情况可能很快就会改变。

5. 美国心理学会的《心理学家伦理原则和行为准则》（*Ethical Principles of Psychologists and Code of Conduct*，2010）标准 7.04 规定，除非培训项目在录取时确定了这一要求，或者"这些信息对于评估学生或为其提供帮助是必要的，有理由判定学生的个人问题阻碍他们以有胜任力的方式进行培训或专业相关活动，或对学生本人或其他人构成威胁"，否则督导师不得要求受督者披露个人信息（p.9）。

6. 有关督导评估的更全面讨论，请参见韦尔法勒（Welfare，2010）以及伯纳德和古德伊尔（2014）的作品。

7. 本节的部分内容改编自《督导关系》（Frawley-O'Dea & Sarnat，2001）中的第九章。

第四章

示例：督导逐字稿选段

在本章中，我使用了我为《关系取向心理动力学治疗的督导》（*Relational Psychodynamic Psychotherapy Supervision*；APA，2015）的光盘录制的一节督导视频[①]，以演示我所奉行的督导模式的一些特点。我附上了那节督导中 20 分钟的逐字稿。回顾完整的 45 分钟视频对于理解以下内容并非必需，但观看视频可以丰富读者对于以下材料的理解。

受督者

作为简的研究生院培训诊所的兼职督导师，我和简已经进行了大约六个月的督导。简在积累了几例高频的、持续多年的心理治疗案例后，要求增加一名督导师。她想找一位关系取向的心理动力学督导师，于是她找到了我。

按照我的习惯，在我们的督导工作开始时，我询问简，她希望从我们的督导中获得什么。简告诉我，随着她与患者的关系深入，其中一些关系对她来说变得很有张力，给她带来很大压力。她想更多地了解如何利用她的反移情反应帮助她的患者。我们达成了共识，以此作为我们的督导工作重点，而且我们很容易就达到了这个目标。几个月来，我们一直在处理她和患者结束治疗的工作，因为简准备转到附近的门诊部开始实习，而结束的过程很复杂。

---

① 该视频可以通过美国心理学会的官方网站获取。——译者注

被督导的治疗

在这节督导中，简向我描述了她与患者苏茜的工作。苏茜早年有多次被抛弃的经历，还遭受过躯体和情感虐待。治疗对苏茜来说非常重要。她告诉简，她们之间的关系不同于她和之前在同一家培训诊所见过的其他四位治疗师的关系。简也觉得她们的治疗很有意义，她们每周见两次，已经工作了两年，并且她很喜欢苏茜。简已经邀请苏茜在她离开培训诊所时跟随她去实习的地方做治疗，但对苏茜来说，这意味着路途变得更遥远，还要支付更高的费用。苏茜很生气，因为简的变动而需要她付出额外的时间和金钱，这破坏了她们的关系（我们推断，除了愤怒，她也很受伤）。简的变动也意味着她的生活在向前发展，而苏茜完全无法掌控自己的生活，获得这样的成就。苏茜虽然出身中产阶级，最初的教育轨迹与简相当，但多年来一直身陷心理困境，无法完成学业。她做着一份低薪的蓝领工作，勉强维持生计。简和我一直都想知道苏茜对简的中上层阶级背景有多少了解，她是否会感觉简拥有很多她自己无法触及的能力，而这在多大程度上会增强她的愤怒和嫉羡。当然，简也对她们的处境不同感到内疚。

逐字稿之前的讨论

在这节督导开始时，简总结了她与苏茜的情况："（对苏茜来说）我曾经是一个非常有爱、充满爱、理想化的客体，而现在，一些真实的负面情绪出现了，我认为这是积极的现象，但对我来说也很难应对。"在我听来，简是在请求我帮她处理苏茜因她的变动而产生的愤怒。她们的治疗还没到结束的时候，却要提前终止；简觉得很难受，而苏茜不愿讨论这个话题，这更令简感到挫败。

简似乎需要我感受到苏茜有多困难，并坦诚地表达了自己对苏茜的易怒和对立情绪的反应，这反映了简在我这里很有安全感。简在描述了她对苏茜的感受后评论道："说施虐的话有点太过了，但是……"她告诉我，在她的感觉里，苏茜的负面情绪表达，就好像在"扎"她一样。接下来的一次治疗会谈和假期冲突了，需要改个时间，但是苏茜拒绝改时间，简感到很困惑。她告诉我，她无法想象为什么苏茜不觉得改时间对她来说其实是有好处的，那是她的休息日。听到简的困惑，我感受到她对苏茜的反移情感受是多么强烈，她完全陷在里面了，因为我可以想象，苏茜会觉得改时间的提议对她来说就像是"以次充好"。我还可以想象，苏茜也不想取消这节治疗，让简因这次取消而"脱身"；如果让简知道她很在乎，她会感觉自己过于脆弱，这与简即将离开诊所所带来的感受产生了共鸣。

下面的逐字稿是在 45 分钟的督导会谈进行了四分之一之后开始的。尽管简一直在礼貌地听取我的构想和建议，但她没能用它们加深她的感受或思考：我正在努力教学，但我不确定我是否在帮助简学习。我想帮助简与那个无法忍受这些抛弃的"小苏茜"建立联结，还有与"青少年苏茜"所采用的对抗和情感退缩这些非适应性的防御建立联结。我正在摸索如何做到这一点。

逐字稿开始

简：我跟她说的是："我想你正在意识到，我们都意识到了，时间不多了，我们没法谈到所有你想谈论的东西。"然后我还说："我似乎提到了让你不高兴的事情，然后你因为我提到这些而生我的气。"我指的是结束这件事。她同意这一点。然后她换了个话题，说她多么讨厌自己的工作，她想辞职，事实上她太讨厌这份工作了，以至于她觉得我们的治疗会结束，因为她必须保住这份工作才能支付治疗费。她还告诉我她没有足够的钱……

萨奈特博士：嗯，好的。那让我们回到一分钟前我提出的问题，那就是："她怎么了？"（简：嗯。）我们知道她对你很生气，但让我们看看能否把这件事说得更清楚一点。（简：好的。）我刚刚发现我想起了你之前告诉我的一些事情。我想应该说的就是这个患者。她是那个提到背包的人吗？

简：是她。

萨奈特博士：好的。［苏茜感觉］你没有把小苏茜放在背包里，带她去她需要的地方，反而把她置于这样的境地——她必须努力工作挣钱才能见到你。她必须适应你的日程安排。她必须穿过圣拉斐尔大桥才能见到你。她不得不继续她讨厌的艰苦工作才能见到你。

简：是的。她不得不用她的医疗费……

萨奈特博士：是的。她说："我讨厌我必须成为一个成年人，要做这么多工作来维系我和你的关系。"（简：是的。）"我想要被照顾。"（简：没错。）

萨奈特博士：那个背包的画面就是其中的一个瞬间。当我试图倾听你说的，想要重新体验那背后的东西，那个背包的意象就会不断地回到我的脑海中。我认为重要的是不要忘记这一点。这就是你在房间里见到的人：一个愤怒的婴儿，一个没能趴在妈妈背上的婴儿。

简：是的。是这样。

萨奈特博士：嗯。

简：问题是，发生了什么——我的意思是，我在最后说了一些话，你知道的，就是类似"我在想你是否希望我可以处理好这个问题"。她说："是啊，这似乎是一个合理的愿望。"我说："当然。"但后来她开始自责，她说："但我是那个必须处理好结束的人。"我说："这似乎不公平。"

萨奈特博士：这是一个很好的干预。你做到了。你在和她内在小孩的部分说话。（简：对。）"这似乎不公平。"

简：但她内在小孩的部分马上隐藏了起来，因为她说"我对这个没有感觉，因为……"。我说："好吧，那些是孩子般的感受。"而她说，这——这不公平。当她是那个需要往前走的人，而她要求我不要往前走，这不公平。这很有意思——

萨奈特博士：再说一遍，"这不公平……"？

简：她要求我不要往前走，比如留在诊所或者别的（萨奈特博士：嗯。），这不公平，因为她是那个需要往前走的人。她需要找一份能负担得起和我做治疗的工作。

萨奈特博士：所以，她会很快回到一种"虚假成人自体"的状态。我认为，从防御的角度来说——至少在我看来是这样——她很担心你会因为她有这些需求、对事情有这样的看法和感受而羞辱她、批评她或评判她，她预期是这样的。这就是为什么在我看来苏茜是一个很困难的患者。她真的非常非常聪明（简：是的。），她的防御转变让人很难跟上。她总是比你先一步，但这一切都是为了生存。

简：是的。

萨奈特博士：那她要从什么样的处境里活下来呢？她要保护自己的什么呢？你可能会因为她有这些"小孩"的感受

而对她产生评判。我认为你在处理这些问题时必须非常、非常小心。

简：好的。

萨奈特博士：不是……让我换个问法。让我们回到这里，你对她说："那些是孩子般的感受。"或者你具体是怎么说的？那些是……

简：我是这么说的："但那些是你孩子般的感受。"

萨奈特博士：当你对她说这句话的时候，你试图为那些感受腾出空间？（简：是的。）嗯，好像在说："（当然）不是全部的你都是成人的、理性的。"

简：是的。但她听到的可能不是那样的。

萨奈特博士：是的。这就是我在想的。这就是我在想的。如果她对你提出这些要求时她的体验是，她有这些需要是可耻的（简：是的。），我认为这可能就是你发现自己陷入［与她的斗争］的原因——部分原因。是会这样的——任何人都会被拉进去，开始与她进行权力斗争，但其中一部分，可能会让事情变得更难的是，她非常担心你无法从她的角度来看。担心你不真的理解她。

简：是的。

萨奈特博士：帮助她更多地感觉到你站在她那边的一种方法是——但也确实很难找到方法站在她那边，因为你做的每一件事，她都会找到一种与你斗争的方式。

简：是的。她会把事情扭曲。

萨奈特博士：她会把事情扭曲，是的。那当这种现象发生时，你需要把它指出来。[帮助她感觉到你是站在她那边的]一种方法是，再次共情她所憎恨的东西，并让她详细说说。（简：好的。）试着多顺着她往下说说。

简：这很有意思，因为［当苏茜这样做的时候］我很恼火，因为我认为这是在转移话题——我要么认为这是在转移话题，要么认为这只是一种推卸责任的方式，比如："世界上的一切都错了，世界太糟糕了，我做错了什么要被这样对待？"

萨奈特博士：是的。但［这个想法］只是要找到一种方式来共情她所憎恨的东西，并再次邀请她去探索。"多跟我说说你讨厌的东西。多跟我说说别人怎样向你索取。具体是怎么样的？"换句话说，绕过去。

简：但她会一直说——我的意思是，永远说下去！（笑）

萨奈特博士：所以你害怕，如果你对她这样说，这将是一种外化的邀请。

简：是的，而且感觉也像是转移话题了，［从］真正的问题那里绕开了。

萨奈特博士：多说说这个部分。

讨论：从说教式教学到对活现进行工作

　　我所描述的断联模式在刚才这一系列的交流中表现得很明显。我试图提供帮助，当简开始触及患者的更多无意识体验时，我和她确实有效地理解了背包里苏茜的形象。但后来我又和简失联了。尽管我努力共情她的处境，并以一种不带羞辱的方式教她，但她感觉我的建议毫无帮助。例如，当我向简建议她想办法多"顺着"她的患者往下说时，简的回应是更多地告诉我患者的行为让她有多"恼火"。

　　在督导会谈的这一节点上，我开始觉察到无力感和挫败感。当我意识到自己的反应时，我就可以中断我一直在做的事情：通过越来越努力地"教"简来抑制我的挫败感。现在，新的可能性向我敞开了。我想知道，在简的治疗里阻碍她的动力，是否也平行出现在我们的督导里。我是否可以这样理解简——她不仅想要告诉我她的患者有多困难，而且她（无意识地）想让我体验一下和苏茜在一起的感觉——当苏茜不让简"站在她那边"时的感觉。也许这就是简需要我帮助处理的关系模式，她觉得我没有"理解"这种模式。从这种角度看待这个情境，我看到了前进的方向。我可以向简演示，在我们的关系中如何处理这种反应。如果我能做到这一点，简可能会体验到一些比我的努力教学更有益的东西。

　　我尝试了几种方法来处理简和我之间看似礼貌的权力斗争。我不再试图反驳她的担忧，而是帮她详细阐述这些担忧，就像我在上面说的那样："所以你害怕……"然后，当我建议简对苏茜说"多跟我说说你讨厌的东西"，她的回应是苏茜会"永远说下去"，这样就转移了话题而不用关注内在的困难，而我对此的回应是："多说说这个部分。"在此时此地，我做了一个示范——我希望简在她与苏茜的工作中能做出这样的回应。在我看来，这一刻就像是我们互动中一个充满力量的转折点。简和我之间的斗争感减轻了，因为我在解释如何做到这一点的同时，表现出我对于负面情绪的接纳。

"多跟我说说这个部分"，在一定程度上，是我为了改变我们之间的互动过程而采用的策略。然而，这不仅仅是一个策略；这也诚实地表达了我的意识，我确实不知道简应该如何与她的患者工作。如果我想向简学习以及想教她的愿望没有实现，我怀疑她并不觉得我的评论像我想的那样有用。就目前而言，简依旧在持续地关注苏茜多么令人感到困难。

> **简**：例如，她谈到她的室友压迫她，她的老板压迫她，还有我们的经济政治体系有多糟糕。你知道的，我就说："你在生活的各个层面都感到被压迫。"她同意这一点，而我认为，这是对内部发生的事情的回避，阻碍了她觉察自身并向前走，也阻碍她觉察自己的感受并触碰这些感受。因为她可以滔滔不绝地谈论一个政客或她的老板有多糟糕，说上一整节治疗。
>
> **萨奈特博士**：嗯，嗯。那么，你还记得她这样做的时候，你能够用某种方式干预她以促成一些改变吗？

简：嗯，我本来想说的，我做了干预，而她很沮丧。最近有一节治疗，她说，她承认："我知道我在谈论所有这些让我恼火的事情，但我知道，我也知道这是对我自己的回避。你知道，对我来说有时会这样，就是回避情感上发生了什么，因为我觉得任何情绪化的东西都很可怕。我知道，在这里，我在阻碍我自己。"

萨奈特博士：有什么办法可以追溯到那个时候吗？

简：嗯哼。

萨奈特博士：比如说："这是另一个时刻吗？就像你之前提到的那样，当你想知道专注于所有这些事情是不是一种不关注内心困扰的方式。"（简：是的。）问她："这是又一个这样的时刻吗？这会是又一个这样的时刻吗？"我只是想找出一种对她有用的方法。

简：你永远不会知道。如果她当时状态好，她可以对此做出回应。如果状态不好，她可能会因为我现在告诉她该说什么而感到被强烈批评，非常不爽。觉得我不相信她，不相信这些东西对她来说真的很真实、很重要。

萨奈特博士：嗯。是的。

讨论：权力与权威的相互性

在这段对话中，简再次礼貌地反对我的技术建议：她认为

"顺着"苏茜的抱怨说是行不通的，因为苏茜利用她的抱怨来避免意识到自己的感受。我继续询问简自己的专业想法："你还记得她这样做的时候，你能够用某种方式干预她以促成一些改变吗？"通过承认简的专业能力，我继续选择退出我们先前的斗争。

简对此反应良好，在这节督导中第一次想起了苏茜的另一种形象——当她不在阻抗状态，并且富有洞察力的时候。我为此感到高兴，因为我一直在努力帮助简重新连接苏茜给她带来的更积极的体验。这段记忆在这一刻的出现，也可以被理解为——在简和我之间的衍生交流中，她自身的阻抗减弱了。

然而，当我再次建议进行干预时，简对此含糊其词，说这将取决于苏茜的情绪状态。很明显，她更愿意听到我确认她自己的想法；对于我提出的建议，她的反应没有那么积极。我的短暂回归会让斗争和反对的动力再次出现吗？或者简会继续靠近苏茜和我？

> **简**：她有一种强烈的——像孩子一样——被相信的强烈需要。（萨奈特博士：嗯。）这是她早些时候对我说过的，当时她开始表达她对我的依恋超过其他治疗师。她觉得我相信她。（萨奈特博士：好的。所以，现在——）现在情况变了。（简笑了。）
>
> **萨奈特博士**：是的，是的。从你的描述中我听到的是，在你们之间来回的互动中，她让你感到挫败，以及你对她的

评判感——针对她为自己辩护的方式。这是你们二人正在进行的斗争中的一部分，她激活了你们之间的斗争。她把你拉到了某种特定的互动中，你和她一起陷入了这种互动。所以你刚才说的话让我很受触动。我在想，如果你对她说"哇，还记得你感觉我相信你、听你说话、信任你的时候吗？那些感觉似乎都没了，是吗？我们失去了一些东西"，对她说类似这样的话会怎么样？

简：她以前说过这些，所以我觉得我去承认这一点会很好。我想她会回应的。但然后呢？如果她说"为什么？"，怎么办？（笑）

讨论：督导关系中的动力转变

之前简和我之间的斗争没有再发生了。相反，简为督导带来了两件既重要又新鲜的事情：她意识到自己和苏茜在互动中失去了一些东西，以及她承认苏茜有理由感到沮丧，因为她们的互动发生了变化。苏茜在简心中变得更加立体；简与"小"苏茜的共情性联结有所增强。此外，简说："我觉得我去承认这一点会很好。我想她会回应的。"这表明简和我终于"找到"了对方，然后，我们一起"找到"了她的患者。

为什么简的心智状态会在这个时刻发生这种转变？也许是因为我愿意放下教学，愿意承认自己知识的局限性，而简回应了我。

也许她觉得自己已经说得够明白了——以苏茜目前的心理状态，和她工作是多么困难。也许我对挫折感和无力感的处理使我们的互动变得更好了。或者简身上发生了我不知道的其他变化。我确实感觉有些事情发生了变化，因为在督导中，我第一次感到被触动；简意识到苏茜对她的信任已经消失了，这触动了我。简紧张地笑着承认了这一丧失，而我为简和苏茜感到难过。

当我现在回顾这一幕时，我希望我只是停留在这一丧失给我带来的触动上，并鼓励简待在她自己的感受里，而不是专注于简对活现的参与和她对苏茜的反应。这样做可能会让简更充分地体验到迄今为止她无法承受的丧失感。或许，我自身在镜头面前的焦虑感迫使我在当下进行"教学"，但回归干预模式对简而言没有帮助，这一点并不令人意外。在我看来，在督导中，就像在任何亲密关系中一样，功能失调的互动模式往往持续存在，需要多次努力才能调整。

也有可能是另一个原因使我远离了当时被触动的体验。也许我感觉到简和我很难在镜头前持续体会痛苦的情绪，所以我淡化了这一时刻的力量。

无论发生了什么，这个动人的时刻都没有持续太久。我回到教学模式，而简立刻产生了新的焦虑。当简想象与苏茜谈论她们的关系中失去了什么时，她问我："但然后呢？如果［苏茜］说'为什么（我失去了对你的信任）？'，怎么办？"

当我回顾这节督导时，我感兴趣的是，这就是简此刻产生的焦虑，因为我同样也感到需要提供答案的压力。她可能在无意识地解决我的一个问题，并认同我的焦虑。焦虑情绪沿着督导师—治疗师—患者三方向下流动，就像从患者开始往上流动一样容易（Gediman & Wolkenfeld，1980）。当然，简也有自己的焦虑，担忧自己知道得不够多，而在这一刻，精准地确定谁在如何影响着谁是不可能的。无论如何，在下一个环节中，尽管我未能待在自己的感受里，但我至少能够明确，重要的是简优先考虑她可以为患者提供的情感可用性（emotional availability），而不是"知道答案"。

萨奈特博士：但你不必知道答案。重要的是那种悲伤。"现在，情况发生了根本性的转变。我们陷入了一场斗争。我发现自己不再像以前那样倾听你，你也能感觉到这一点。"

简：嗯。

萨奈特博士："你因此而恨我。你真的失去了一些东西。"在很大程度上你现在是一个抛弃她的人，所以你需要能够承受这种丧失，此时她不可能对你充满爱的感觉。然后她触发了你内心对于"有特殊权利（entitled）的人"的一些反应，你会觉得，"你怎么觉得自己有权这样做？"（简笑了。）当然，这是可以理解的，但我确实认为，在这个时刻，你可以走出困境，意识到你被拉去和她一起出演一场斗争，一场战斗——而你知道，你在试图让她以不同的方式看待事情——

走出那场斗争，试着和她在一起，然后对她说："我们失去了一些东西，我们在一起的方式真的发生了变化，这真的很难。我也感觉到了。"你懂吗？（简：我懂。）我想这样是否可以让她软化一下。

简：我觉得可以。我觉得可以的……

萨奈特博士：嗯。所以，让我继续讲一分钟。（简：好。）对你来说，当我评论你被卷入某个情境，产生了评判性的反应，这种评论让你有什么样的感觉？我刚才一直在关注一些可能很难承受的东西。当然，我还是在一个非常公开的场合做这件事的（简：是，是的。），我们也都非常清楚这一点。所以，我只是想和你确认一下。你的感觉是怎么样的？

简：是啊，这是一个很好的问题。我想当我和这些患者在一起，也许在我的工作中，还有在我的学习中，这个状态我认为是不可避免的，也是重要的。（萨奈特博士：嗯。）所以我……

萨奈特博士：你觉得什么是不可避免的？

简：进入活现，然后思考它，体会自己的感受，思考它在说什么。我和这些患者有着如此长久的关系，毫无疑问，我们之间有着真正的联结和爱——我真的这么觉得，在这些时刻，我们必须通过冲突找到解决问题的方法，这会让人、让关系变得更加坚强。事实上，我很高兴苏茜开启了这个过程，你懂的，开始展现出更全面的感受。

萨奈特博士：嗯。是的，我认为她能够恨她所深爱的人真的是一个很大的进步。（简：是的。）是的，向你展示两面性。但是，嗯，你接着说。

简：但是，我想说的是，在我们的关系背景下，我知道你了解我的工作。如果你是我刚认识的人，我说的是——我以前遇到过，在案例讨论会上遇到过这种情况，也有人会说："哇，你被卷入了。"（一起笑起来。）但是，和一个你信任的、了解你工作的人一起经历这一切，你会觉得很自在。

萨奈特博士：是的。除此之外，你还看到我和你一起卷入了一个情境（简：没错。笑。），然后我们停下来，为此承担责任，思考它并用它来理解我们之间发生了什么，以及这与你和你的患者之间发生的事情有何关联。

简：是的。

萨奈特博士：所以，我希望这也能帮助你更好地接纳这些时刻的必然性。是的，活现是你与这些患者关系深入的表现。

讨论：注意受督者是否会受伤

在这些交流中，我意识到我非常直接地和简谈论她是如何被触发的。事实上，在这一节督导中，我说了很多可能让人感觉受伤的话。因此，我中断了讨论，和简谈谈我们的关系。（我还认为，在镜头面前，我感觉有种压力——需要向观众展示我的督导模式。）简否认我的观察会给她带来苦恼，她很真诚地表达了她接受活现的必然性，很明显，她并未因此感到羞耻。简对此感到自在，表明了她作为一名关系取向心理动力学治疗师的成熟度，她对自身能力的信心，以及她对我的信任——相信我尊重她的工作。然而，我不认为受督者表达出来的自在就是全部。我会继续监控这段关系，寻找受督者可能感到被批评、羞辱或不胜任的迹象。如果这些感觉真的出现，我会处理这些干扰学习和情绪发展的感受。我还会考虑我在我们之间出现的任何困难中所起的作用。

在这节督导中，我承认我也容易"被卷入"。这里我指的是我在拍摄前几天促成的一次活现。在这里对那次的活现进行说明也很重要，尽管这需要我们暂时把这节督导放在一边。

督导前由督导师引发的活现

作为拍摄准备工作的一部分，简写了一份关于她与苏茜的工作陈述，我也写了一份关于我与简的工作陈述；这两份陈述都要提交给影片制片人。我先把我写的发给简征求她的意见，就像我在写任何关于我们工作的文章时一样。而简被我写的陈述冒犯了。她觉得我把她描述得像是有很多反移情问题一样，并且能力方面也不符合她所认为的实际情况。

在思考了她的反馈后，我意识到至少在一定程度上确实如此。我向简承认了这一点，并分享了我的想法，关于为什么我的总结会是这样的。我告诉简，我已经意识到，我对于即将到来的拍摄感到焦虑，同时不愿意体验到这些焦虑；我想要避开自己的焦虑感受，而这可能会导致我与她的感受脱节。我还认为，我写作的语气可能表达了一种无意识的努力，试图将我的焦虑投射到她身上。我告诉她，我很抱歉我（无意识地）以这种方式利用了她，尤其是在她也感到如此脆弱的时候。

在承认我所带来的影响后，我邀请简思考：她对我写的陈述的反应之强烈，是否可能也在表达她的焦虑——对拍摄的焦虑，对我如何看待她的焦虑，以及在她准备离开患者时，她与患者之间产生的焦虑。她表示同意：在她压力很大、很脆弱时，她可能特别容易在我的工作陈述中看到负面的东西。我评论说，在这样一个时刻，暴露脆弱性的问题，将成为我们关系中一个相互的爆发点，这是可以理解的。另外，我认为，我们在这种主体间趋同焦虑的有毒混合物中的体验，可以帮助我们在这段困难时期更好地共情她的患者。简觉得这些想法很有帮助，而我们之间的张力消散了。

回到逐字稿

随着督导的进行，我再次与简谈论了她如何才能跳出苏茜带她卷入的活现。

　　萨奈特博士：尽管如此，我们还是得找到一种方法对这个部分进行工作。不只是待在活现里，还要对活现进行工作。可以对苏茜说："我几乎觉得我们——我们已经失去了——在某种程度上，我们已经跟彼此失联了。"（简：嗯。）"离我们最后一节治疗还有几周时间，但我们以前所拥有的一些东西现在感觉不在了。"（简：是的。）"我们失去了和那些感受的联结。"这是一种引入结束的方式，她正好也到这儿了，与她对你的爱的感受、对你的需求脱节了。

　　简：并非总是如此。我的意思是，她在那一刻表现出这个部分，她也会把它带回来的。我只是在想，如果我这么跟她说，她可能会说："是你认为我们出现了问题。我不认为我们这里有任何问题。"

　　萨奈特博士：好吧，如果是我，我会坚持下去的。如果她那样说，就像在说让我们再多演一场。（简：是的。）如果她在那种情况下对我这么说，我在想象，当然实际和她在一起的人不是我，所以这是我想象的苏茜，我想象的也是我会采取的做法，而不是你跟她在一起时你会怎么做。所以，有了这两个前提，如果她对我说"我不认为我们有任何问题"，我会说："好吧，是我感觉有。是我感到了失落。是我想——我觉得我们正处于一场斗争中，我知道你有多生气，让你必须适应我的日程安排有多困难，你得拖着沉重的脚步过桥才能见到我，你必须做你艰难的工作才能见到我。我知道这有多难，而我认为现在我们之间感觉不舒服，这是可以理解的。"

讨论：督导师的坚持是阻碍和（或）帮助

在这节督导中，我多次向简指出，她被卷入了一场活现。在这里我再次提到了这一点，继续建议她采取干预措施，并做了一些示范。如何理解我的坚持？这是在表达我需要做那个"知道的人"吗？还是屈服于超我的压力，为了患者尽力而为？可能两者都有。同时，当受督者很难接受一种在情感上具有挑战性的新方法时，坚持可能是督导师的一种宝贵的品质。从这个角度来看，简正在尝试用一种新的方式思考她的患者，她在争取我的帮助，以解决她想象采取这种方法时出现的每一种焦虑和困难。我倾向于用这种更积极的方式解读我的坚持，尽管我们在这里的互动与督导前期的互动有明显的相似之处。当时我太努力了，反而无法"教"简了，但我在这部分互动中的体验并不相同。现在，我觉得我们之间有一种富于创造性的、有来有往的交流，简对于互动似乎也更投入了。

我对简的坚持也可能帮助她了解在临床工作中面对患者时如何坚持自我。有趣的是，在回答简在这段对话中提出的一个问题时，我建议她要"坚持不懈"，这个方法与当前信息是匹配的。

逐字稿之后：督导会谈的最后几分钟

从逐字稿中摘录的内容到此结束，但在督导的最后 12 分钟发生了两件重要的事，值得一提。首先，面对苏茜对她和治疗的贬低，简提出，她很担心自己无法相信她与苏茜工作的价值。我建议苏茜在那些时刻提醒自己，我如何看待她们的治疗。当我们快要结束时，我给了简一些她可以"带走"的东西。回想起来，我想我的评论是为了缓解我们双方对于这节督导即将结束的焦虑，因为分离焦虑是一种在临床和督导关系中都被激活的动力。

其次，值得注意的是，在这节督导的最后几分钟里，我提到了"父母组合（parental couple）"，这是一个传统上在精神分析从业者中用来指代孩子的父母原型形象的术语。当然，这个术语反映了一个标准的二元家长的概念（Chang, 2015），一个既有局限性又带有偏见的概念，隐含着一个异质规范的概念。听到我自己所说的，我意识到我不想鼓励这个术语中隐含的偏见。因此，我换了一个词，一个更通用的词——一个"照顾者"，有"一个配偶的支持（或该照顾者可能拥有的任何支持）"（见第六章，可以看到更多对于差异的工作）。

之 后

在这段摘录的结尾，简对于苏茜的反移情挑战远未解决。但是，在我看来，正是通过这种体验的累积影响，随着时间的推移，受督者会发展出复杂的能力和技能。事实上，在这之后的几次督导中，简发现自己更能把"小"苏茜装在心里了，对苏茜的愤怒情绪变少了，也能更好地看到自己在她们之间的斗争中所扮演的角色。

苏茜也对简的这种转变做出了回应。她过渡到了新诊所，尽管她需要将每周的治疗从两次减少到一次。当然，去新诊所的困难让她很不高兴。第一次去新诊所的时候，她找不到地方，于是那节治疗的一部分时间被用来给简打电话找地方了。简和我都觉得这种无意流露出的脆弱和依赖令人动容。

当简告诉苏茜，公交站有一辆免费班车可以到诊所时，苏茜既惊讶又高兴。第一次坐上班车之后，她以一种孩子似的方式向简描述了司机有多好，坐班车有多棒等所有细节。当简向我讲述这件事时，我们不禁想起了"小"苏茜，她终于被装进了背包。

结 语

最后，我将解释一下为什么我认为这节督导可以说明心理动力学督导的关系模型的三个基本维度。这三个维度是：督导师的权威性、关注点和干预模型。

权威关系

这段逐字稿摘录，可以体现简和我之间的"不对称背景下的相互性"。因为之前我已经让简知道，我理解我们双方都很容易陷入活现和无意识防御，因此，简可以在我面前自由表达，甚至向我展示她的反移情反应。身为督导师，我被授予督导的权力去直接处理简的反移情问题，因为我们已经明确协商将此作为我们督导工作的重点，尽管这样做可能会引起她的焦虑。我愿意承认我不知道的事情，以及我接纳我先前努力提供的帮助的局限性（虽未直言），使摘录第二部分中出现的进展成为可能。此外，因为我意识到我比简拥有更大的权力，我有责任向她了解我的面质给她带来的影响，而不是只靠她自己提出这种感受。最后，我仔细思考了我是否也对简的焦虑负有责任，并努力识别、理解活现，以及为由我引发的活现承担责任。

包含督导关系和非语义材料的关注点

关注督导关系中发生的事情，以及能够在督导关系中直接对此进行工作，是关系模型的核心。督导关系的断联——督导师感觉无法和受督者联结了，这是关系督导师会关注的一种动力。在断联时，督导师也"可以"像我在以上这段逐字稿中所做的那样，为受督者提供无用的临床"智慧"，即使受督者可能因为"礼貌"、对自己的经验缺乏信心或与治疗过程平行的活现而全无表示。

在这节督导中，我以说教的方式开始，但后来我注意到有些地方很不对劲：我非常努力，但简似乎不能吸收我的观点。然后，我把注意力转移到此时此地我和简之间发生的事情上，打开我自己的真实体验。我们互动中的非语义方面——简对于我试图教授的内容的投入或者缺乏投入、微妙的阻抗，以及到最后，简与苏茜的关系变化所带来的悲伤的浮现——对这节督导来说，和简所呈报的治疗对话一样重要。

一种利用临床专业技能的干预模型

在这段督导摘录中，当我开始"找到"简时，我们的关系成了体验性学习的载体。我利用我的临床专业技能，开始代谢一种似乎从治疗关系平行至督导关系的紊乱。这种紊乱运作于此时此地，与一种未经处理的阻抗和断联状态相关联，而这种状态源于临床关系，并牵引至督导关系中。当我在我们的关系中处理这种状态时，简有机会亲自体验苏茜需要与她一起体验的东西，并可以将这种体验带回与苏茜的治疗中。

关系督导模型有何不同之处——以及相同之处

在整节督导中，我用的一些方法与非关系取向的心理动力学督导师没什么不同。我提供构想和干预的建议，并解释精神分析概念。对于受督者的反应，我也给予了很多共情和正常化，这是任何取向的优秀督导师都会做的事情。即使我选择这段摘录，是为了清楚地说明我所采用的方法的不同之处，但相似之处也是很明显的。这种方法的不同之处在于，除了上述所有活动外，我还要关注督导关系，并将其作为重要的信息来源和促进受督者成长的手段。督导师对于以下方面的敏感性是关键：督导中的联结和断联时刻、督导二人组之间的活现以及督导关系中相互性的存在与缺席。关系模型将这种工作方式正常化，为其提供理论背景并创建工作框架。

第五章

常见督导议题 I：
对受督者的『困难』进行工作

在本章与随后两章中，我们将探讨督导中出现的常见问题。在本章中，我将探讨关系督导师如何处理受督者带来的困难。

困难可能也确实会出现在心理治疗师生命周期的任何阶段。本丛书的重点主要是对于受训心理治疗师的督导。因此，本章的大部分内容都与处于心理治疗师发展的第二和第三阶段的受督者有关，这个阶段划分依据的是罗内斯塔德和斯科夫霍尔特（2003）的模型的定义；也就是说，他们处于"初级学生阶段"或"高级学生阶段"。我还描述了我与一位自愿向我寻求帮助的执业临床医生的合作——他处于第五阶段，即"经验丰富的专业人员"阶段。

为了避繁就简，在本章中，我主要聚焦于受督者的困难由怎样的内在心理因素构成；这使我能够进行分类，区分不同水平的困难。然而，重要的是记住，现实更为复杂；困难是在与特定患者和特定督导师的互动中体验到的；督导的关系模型会考虑到困难总是包含着主体间性的因素。

从内在心理因素的角度来看，可以定义受督者困难程度的连续谱系。在这个连续谱系的一端，是具有基本胜任力、情绪健康的受督者，他们在与患者和督导师接触时，会偶尔经历因自身人格而产生的冲突。关系督导师以"服务于成长和学习的退行"来界定这种一般性的受督者人格问题的出现。处于连续谱系中段的是有中度困难的受督者。这些受督者要么正在经历压力重重的生活事件（这削弱了他们为患者提供照护的能力），要么发现自己被困在一个特别具有挑战性的移情 / 反移情组合中；如果没有持续的、足够好的督导的帮助，他们无法摆脱这个困境。在这个连续谱系的最末端是具有非常严重的、长期性内部问题的受督者，他们的问题如此严重，以至于阻碍了他们与患者或（和）督导师的合作。根据定义，这种程度的困难在督导中无法完全解决，即使在一段时间内督导师在最大程度上适应了受督者的需求。

一般性困难：服务于学习的退行

拉克（Racker，1957）试图让分析师能够承认他们不可避免的心理局限性，他观察到，"即使我们是成年人和分析师，我们仍然具有孩子和神经症性的部分"（p.307）。他的这番评论同样适用于患者、临床工作者和督导师。当一个关系督导师在督导中创造了足够的安全感，受督者就可以自由地展示他孩童般的、冲突的部分，并在这些方面获得帮助，而不觉得非得表现出虚假的专业自我（Eckler-Hart，1987）。在这样的时刻，我们可以说受督者是为了学习而退行了（Frawley-O'Dea & Sarnat，2001；Sarnat，1998）。"服务于学习的退行"与另一个更具概括性的自我心理学概念密切相关，即厄恩斯特·克里斯（Ernst Kris，1936）的"服务于自我的退行"的概念。

我和同事（Frawley-O'Dea & Sarnat，2001）使用退行一词来

捕捉大多数受督者和督导师在其职业角色背景下不习惯承认的体验。其中包括：

> ……从次级过程退行到初级过程，从现实退行到幻想，从更复杂、更成熟的思维和感觉模式退行到更原始的思维和感受模式，从更有组织的自我状态退行到更原始的自我状态，从更成熟的关系模式退行到更婴儿化的关系模式。（p.107）

我们借用了阿伦和布沙拉（Aron & Bushra，1998）关于服务于学习的退行的观点，认为退行是"一种方式，用于触及和重新连接生活的想象和体验维度中封闭的方面"（p.390）。与患者在心理治疗师那里体验到的情况类似，这是一种心智状态；在这种状态下，受督者暂时将其自我观察功能托付给督导师。将一个人的观察性自我托付给另一个人，可以获得一种创造性的无序体验，这种体验可以用于成长。与照顾者和婴儿之间发生的过程类似，当督导师在督导时间内容纳其受督者的退行体验，督导二人组就会进入促进发展的相互调节模式（Beebe & Lachmann，1988；Stern，1985）。[关于这一主题的更多信息，见萨奈特（1998），以及弗劳利 – 奥戴和萨奈特（2001）书中的第六章。]

督导师如何促进有效的学习性退行？这种退行既要允许失序和成长，也需要充分的容纳，才能使学习任务被置于前端，处于核心位置。督导师要创造这样一个督导环境——不仅需要适应受督者日益增长的优势，也要适应受督者自恋的脆弱性和其他焦虑，这种环境将羞耻感降到最低，因为督导师愿意在困难出现时考虑自己在其中的角色（Frawley-O'Dea & Sarnat，2001）。

服务于学习的退行：一个例子

在第四章中，我描述了我与简的那节督导，它也可以作为一个例子来说明服务于学习的退行。在那节督导的大部分时间里，这位能干而成熟的研究生陷入了她对患者的直接反应之中。她抱怨她的患者有多困难，希望我和她一起把患者视为问题所在。有一段时间，她似乎无法退后一步来思考患者的无意识层面发生了什么，即使我直接要求她这样做。在这里，简就在冒险为了学习而在督导中退行。之后她对我说，在那节督导中，她感觉到自己的一部分主动选择了"靠向"她因患者而产生的沮丧情绪。通过这样做，她无意中让我直接感受到了她与患者斗争失败的困难。我尝到了她所体验的：在最近几节治疗中，她跟患者说的话要么没有得到回应，要么被强势拒绝了。我相信简是无意识地把这份艰难的体验引入她和我的关系之中，这样我们就可以一起处理这些感受了。

我在那节督导开始时采用的说教和以患者为中心的方法——向简解释患者的心智状态并向她建议如何与患者合作——与简当时这种（退行的）心智状态并不匹配。当我放弃了通过指导来帮助简的想法时，我可以利用我对于如何处理这种时刻的临床经验，在此时此地进行工作。我对自己说："我需要关注自己的感受，思考我们之间可能在无意识层面发生了什么，并弄清楚我还能做什么（或不做什么）来推动我们的进程。"我开始敞开心扉，觉察简在我们的关系中、在此时此地出现的退行。片刻之间，我们的互动发生了变化；简有了一种新的体验，这教会了她如何处理患者令人挫败的反应，并最终使她理解了自己也参与其中，共同创造了她们之间令人挫败的互动模式（参见第四章以了解这个过程的更多细节）。

受督者的中度困难

有些受督者带有中度困难，但这些困难仍然可以处理。为了说明和这类受督者的工作，我提供了两个案例。第一个案例描述了一位处于个人危机之中的受督者。第二个案例描述了一位受督者的抑制问题，这影响了她与许多患者的关系。

案例一：处于个人危机中的受督者

凯瑟琳[1] 是一位经验丰富的专业工作者，具有良好的能力、出色的受训背景和丰富的临床经验。她目前正在接受高频心理治疗。

强烈的哀伤暂时影响了她的状态，因此她来找我督导。她很难清晰地思考；并且，有一个患者对她产生了精神病性移情，让她不知所措。在督导中，她的困难不仅表现在她描述的与患者一起体验的无助、恐惧和被迫害的感觉中，还表现在她向我介绍患者时的混乱思维，以及我的反应中——感觉迷失方向，非常焦虑。

在一节督导开始时，凯瑟琳含泪描述了她刚刚见到一个朋友的场景。我同情地听着她的故事，给了她哭泣所需的时间和空间。几分钟后，凯瑟琳平静下来，我们很自然地转向了她的个案。然而，凯瑟琳对于个案的呈现方式，让我感觉非常混乱且难以跟随。尽管我对她的混乱程度感到焦虑，并认为这可能反映出她陷入了精神病性的移情－反移情中，但我选择不在此时指出这一点，因为我觉得这样做只会进一步压垮她，加重她的负担，而不是容纳她（Bion，1962）。在最开始的这个阶段，我对凯瑟琳退行的适应得到了回报。在督导过程中，凯瑟琳最终恢复了思考能力，能准确地观察自己和她的患者。在督导快结束时，我能够和她谈谈我对治疗中发生的事情的想法，而她此时也可以吸收这些反馈。

在这里，督导的方式与我传达的信息相匹配。我们讨论的内容——如何帮助患者冷静下来，恢复理智——与凯瑟琳刚刚和我一起经历的内容非常相似。我不仅帮助我的受督者思考；同时，我也为她示范了如何对患者的退行状态进行工作。

案例二：一个可以处理的受督者人格问题

当受督者自身的人格问题与患者的人格问题重叠时，他们会遇到困难。埃尔金德（Elkind，1992）将这种常见的临床现象描述为一种带着"相互勾连的脆弱性（interlocking vulnerabilities）"的主体间性过程。但一些受督者比其他人更难摆脱他们和患者一起陷入活现后的功能失调模式。当一名受督者在与多个患者的工作中遇到同样的困难时，可以合理地假设问题的很大一部分是由受督者的长期防御模式造成的。有时，如果督导师在督导关系中出现问题时，能够带着体验投入，并思考自身的脆弱性如何被勾连着发挥作用，那么这些困难至少一定程度上可以在督导中得到解决。

在我第一篇关于督导的论文（Sarnat，1992）中，我描述了我与一位受督者的工作，这位受督者很难在很多患者面前表明自己的立场。这个问题在协商和收取费用方面表现得最为明显。我辛辛苦苦地教她如何在收费设置上表现得更坚定，但没有成功。事实上，当我坚持和她谈论这个问题时，她最终感觉我在"逼迫"她。我自己被勾连的脆弱性导致我对她施加了太大的压力。我变得专制，而她开始以一种类似于她对待患者的方式屈从于我。但后来，这位顺从的受督者开始"逼迫"她的一些患者，对他们变得不耐烦，也许是因为我对她变得不耐烦。当她意识到，在我的"看护"下，她的治疗工作情况非但没有好转，反而越来越糟时，她的挫败感越来越强烈。最后，她对我大发雷霆——这是我们督导工作的转折点。她想让我别再给她施压了！我对她的爆发做出了不设防和不报复的回应，这似乎让她像在心理治疗中一样获得了自由，并让她对自己的攻击性感受变得不那么内疚和恐惧。她开始在工作中更有意识地使用这些感受，而不是抑制它们。突然间，她觉得自己可以更自由地与患者解决费用问题了。

值得注意的是，在尊重"教学－治疗"边界的情况下，这里的目标是一个有限的督导目标（而不是一个更常规的心理治疗目标）：帮助我的受督者克服面对患者时的抑制。受督者通常能够利用督导来克服他们在心理治疗师角色中遇到的问题，这会早于他们能够在自己的重要关系中做到这一点。

当然，从关系的角度来看，当受督者未能成功在督导中克服他们的困难时，我们一定想知道，这种失败在多大程度上是由督导师身上未被识别的困难造成的。起初，我自己的困难使我的受督者处境更糟。如果我在她对我大发雷霆时变得具有防御性或报复性，我的受督者可能无法克服她的抑制，而这不一定是因为她的问题太根深蒂固了。解决这样的议题需要受督者和督导师共同努力。因此，对于那些与受督者陷入困境的督导师来说，自己就此寻求会商也是非常有益的。（关于会商的重要性的更多信息，见第八章。）

当受督者的问题更为严重时

当受督者遇到的困难几乎没有改善或完全没有改善（即便有出色的督导帮助）时，这些困难就是"严重的"。弗兰德和谢弗兰斯科（2004）指出，发现自己处于这种情况的督导师应确保采取一系列具体步骤，包括确定明确的期待、提供有关问题行为的反馈、寻求会商，并记录为补救问题所做的努力以及问题的持续性或解决方案。这些步骤之所以必要，不仅是因为它们是良好的教学法，也是为了确保受督者获得正当程序。当然，这关系到很多事情。正如《健康服务心理学临床督导指南》（APA，2014）所述，"确定缺乏足够的基础或能力进行执业的受督者可能会被终止工作，以保护受督者执业的潜在接受者"（p.26）。

每一位督导师都希望有效的干预能避免受督者的工作被"终止"。向有严重困难的受训者提供的补救措施往往不局限于督导本身，还包括：转介至个体心理治疗、额外的督导和（或）额外的课程学习（Falender & Shafranske，2004）。在一些培训设置中，还可以选择协同治疗或通过录像密切监测受督者的表现，以追踪受督者的进展并确保患者得到合格的治疗。

但是，在督导关系中，关系督导师能做什么呢？我会举两个例子来探讨这个问题。第一个例子由拉达尼、弗里德兰德和纳尔逊（Ladany，Friedlander & Nelson，2005）发表，这个例子提供了一个机会来阐明处理受督者严重困难的关系方法，及其与其他方法的异同。第二个例子展现的是，督导师用关系方法来解决受督者的困难，但是并没有成功（至少对于督导二人组如此；Frawley-O'Dea & Sarnat，2001）。

案例一：受督者的严重困难影响了患者

拉达尼等人（2005）发表了一份督导的逐字稿，其中的受督者萨拉遇到了严重问题。萨拉多次向她的督导师表达自己对母亲们的愤怒，她找到借口来避免在家庭咨询中与母亲们互动。萨拉在督导一开始就否认自己的问题，并在与督导师的互动中表现出很强的防御性，像只刺猬一样。拉达尼及其同事称这个例子为"成功解决的问题行为事件"，因为在展示的督导时间内取得了一些进展。尽管确是如此，但该受督者的严重困难在本节督导的展示片段结束时仅得到了部分解决。

督导师以多种方式对萨拉进行干预，并使用了关系心理动力学督导的干预方式：他利用自己的临床技能进行教学，关注督导关系，把萨拉的困难正常化，承认自己的督导反移情并对其各个方面进行工作。此外，在描述他的过程时，这位督导师使用了"退行""防御""督导联盟"和"反移情"等术语，表明他能够自如地运用心理动力学思维。

然而，根据所提供的有限信息，这位督导师与萨拉的合作方式，与我想象中我与萨拉的合作方式，至少有一个重要区别。当萨拉泪流满面地说"我就是不能进行这种（督导）对话"时，她的督导师建议她"休息一下"，20分钟后再回来。如果是我，我不会这么做。我同意作者的观点，即督导师不应该试图在督导中修通萨拉对自己母亲的愤怒，而且萨拉强烈的情绪唤起会干扰她在督导中的学习能力。但是这两点都不需要受督者中断督导会谈。相反，我会尽量帮助萨拉在督导中冷静下来，同时避免对她的早期历史进行更多探索。这位督导师认为让萨拉休息是一种最大限度地减少她退行的方式，但她的退行已经在督导中充分表现出来：她心烦意乱，泪流满面。考虑到这一点，问题是哪种方式能让萨拉获得更多益处（就她作为心理治疗师的发展而言）：是督导师适度与她交流并愿意帮她处理她的退行，还是让她自己处理。

　　这位督导师在解释他为什么让受督者休息时，还表示了他的担心：如果他开始处理萨拉的情绪，然后不得不设定一个限制，他可能会让萨拉感到羞耻。虽然我不认识萨拉，而且她可能是一个特别具有挑战性的受督者，但我有过为其他受督者的强烈情绪腾出空间的经验，并发现他们的情绪在几分钟后得到了充分处理，然后我们就可以将重点转移到与患者的工作上（参见本章中凯瑟琳的例子）。在帮助一名受督者解决烦恼后，如果他期望有更多的"治疗性"互动，而如果我限制这种互动会让他感到羞耻，我希望我们也能处理这些感受。

　　事实上，在我看来，让萨拉休息这个建议本身就可能让她感觉羞耻，因为这个建议可能被理解为督导师在说："你的感受对我来说太过了。"此外，当萨拉在休息后回来时，督导师向她打招呼："感觉好些了吗？"而萨拉回答："是的。对不起。我会尽量控制自己，不会再这样了"（p.202）。督导师据此推断，萨拉觉得表达自己的情绪很糟糕，于是他说"嘿，你的反应是真实的，真实是件好事"，试图通过这样的说法来安抚她（p.202）。然而，在我看来，督导师的口头安慰并不能消除他对于休息的建议所传达的非言语信息：他对她的强烈感受感到不适。在这种情况下，督导师的互动方式与督导师想要教给萨拉的——如何与那些激起她强烈感受的人工作——过程不一致。如果督导师能容纳萨拉的情绪感受，我们可以期待，随着时间的推移，这些体验能帮助她更好地培养调节自己情绪的能力，并为她的患者提供同样的情绪调节——即使是那些在她身上引发强烈负面情绪的患者，比如家庭中的母亲们。

当然，重要的是要考虑到，我只是在想象，而这位督导师才是真正了解萨拉的人，可能他确实有理由认为她无法使用我所设想的那种过程。也许她的督导师了解她：根据他们以前的相处，他知道她太脆弱了。同样重要的是，要记住，这对督导组合所做的工作实际是有帮助的：在那节督导结束时，他们已经对萨拉的问题达成了共同的理解，并就前进的计划达成了共识。然而，我想知道，对于萨拉来说，她最终是否能够充分解决她的严重困难，以满足她的督导师和培训项目对于胜任力与伦理实践的期望。

案例二：受督者的严重困难影响了督导关系

在与受督者就矛盾的督导关系进行努力探讨后，如果没有取得任何进展，会发生什么？《督导关系》中的一个片段描述了这种困难情境。

在伯尼督导的早期，他对他的督导师卡罗琳产生了强烈的负面情绪，他说卡罗琳对他不感兴趣，对被督导的个案也不感兴趣，她"死气沉沉——让人感觉无聊，自己也很无聊"（p.164）。卡罗琳承认，伯尼发现了一些真实的东西，她想通过共同探索发生了什么来理解和改变这种情况。她问伯尼，有没有想过这种体验对于督导或被督导的案例可能意味着什么？例如，"无聊和死气沉沉"是他在患者身上体验到的一种状态吗？伯尼勃然大怒，指责卡罗琳把自己的问题归咎于他。卡罗琳大吃一惊。尽管她承认，她的第一个问题确实没有考虑到她自己对这个情况可能产生的影响，但伯尼的怒气并未消除。

在下一节督导中，伯尼向卡罗琳道歉，他解释说他的反应与自己在之前的个人治疗中没有修通的动力有关。他意识到了这一点。伯尼要求在督导中继续对这个动力进行工作；卡罗琳同意试一试。然后，他告诉卡罗琳他与母亲的关系，母亲在他整个童年期中缠绵病榻，在他十几岁的时候就去世了。

在八周的时间里，他们试图处理伯尼对卡罗琳的负面移情。然而，尽管伯尼对这种移情起源的理性认识越来越多，但他的反应仍在继续，而督导无法充分聚焦于伯尼的患者。最后，卡罗琳告诉伯尼，他需要把这个问题交给心理治疗师，并在他们的督导中专注于患者。她安慰他说，许多临床工作者，包括她自己，在之前未解决的问题变得突出时，都会重返治疗。伯尼明白督导不能像以前那样继续下去，但他觉得自己还没有准备好重返治疗。为了处理这些情绪，他筋疲力尽，决定向培训项目请假，试着弄清楚下一步该怎么办。督导工作不幸提前结束了。

这位督导师为解决其受督者的严重困难所做的努力失败了。当我再次看到这个片段时，我发现我对督导师如何处理这个问题有几个担忧。八周的时间对于处理一种功能失调的督导关系来说是很长的；在此期间，伯尼的患者的需求被搁置一边，这引发了伦理问题[2]。（在督导中如何平衡患者和受督者的需求，关于这种伦理挑战的进一步讨论，见第七章。）同样重要的是，督导师在这种情况下也要寻求会商，理清并试图解决她对困难的影响。而我不知道在这种情况下，这位督导师是否曾向人求助。此外，当受督者的主要问题与督导师有关，而督导师无法解决该问题时，督导师和培训项目应考虑该问题是否可能是督导的匹配度问题。当受督者遇到无法解决的问题时，培训项目愿意认定这位受督者"无过错"，并将之转给另一位督导师，这可以减少受督者的羞耻感，有时也可以解决困境。如果和第二位督导师的工作也出现问题，那所有相关人员都会清楚，这涉及受督者自身的严重困难，必须加以解决。

然而，八周的督导工作后确实发生了一些重要的事情：伯尼开始接受一个事实，即他需要恢复个体治疗或重新考虑在这一领域的受训。帮助受督者得出这样的结论也是一种成就。

结　语

处理受督者一般性的困难和中度困难时，关系心理动力学的方法是将其视为学习和成长的机会。督导师需要在不牺牲患者需求、符合受督者所参加的项目标准的情况下，尽可能充分地做出调整。"服务于学习的退行"这个概念在这方面是有帮助的，而关系模型提供了理论，在督导中的危机时刻或充满强烈情感的时刻给予督导师支持。督导师还要留心自己对发展中的困难起了什么作用。

处理受督者的严重困难则是另一回事。当这些困难无法解决时，重要的是向他人寻求帮助，考虑受督者 / 督导师匹配度的问题，并牢记要考虑患者的最大利益和受督者的最大利益。

注释

1. 与凯瑟琳的督导记录见《督导关系》第六章（Frawley-O'Dea & Sarnat，2001）。关于受督者发展的实证的更全面的探索，请参见罗内斯塔德和斯科夫霍尔特（2013）。
2. 参见《健康服务心理学临床督导指南》（APA，2014）："督导师应该坚持以保护来访者 / 患者的福祉为首要的伦理和法律义务"（p.26）。

第六章

常见督导议题Ⅱ：处理差异

督导师如何看待督导关系和心理治疗关系中的差异问题？本章将呈现关系方法如何为督导师提供这方面的视角。关系视角有助于促进确认差异的过程，使督导师对所涉及的复杂问题保持敏感，并为解决这些问题所需的情感工作提供支持。

近年来，多样性这一话题在专业心理学中受到了极大的关注。2003 年，美国心理学会（APA）发布了《心理学家多元文化教育、培训、研究、实践和组织变革指南》（*Guidelines on Multicultural Education, Training, Research, Practice, and Organizational Change for Psychologists*）。此外，"多样性"是《健康服务心理学临床督导指南》中列出的第二个"领域"。在这些年里，差异也成为关系精神分析文献感兴趣的一个话题。在我们写《督导关系》（Frawley-O'Dea & Sarnat，2001）一书的时候，这一领域的精神分析理论化尚未开启，我们也没有就差异本身[1]进行讨论。而 15 年后的现在，我在写作时是不可能遗漏这一点的。

在本章开始时，我将指出关系模型支持咨询心理学文献中定义的多元文化督导胜任力发展的一些方式。然后，我会讨论关系精神分析文献如何加深督导师对于处理差异的理解。最后，我会讨论该文献中的一个扩展片段，以说明我所提出的观点。

心理动力学督导的关系模型如何支持咨询心理学中的多元文化胜任力

关于督导多元文化胜任力的咨询心理学文献与心理动力学督导的关系模型之间的交叉点是什么？首先，它们有一个共同的基本前提：咨询心理学认为文化差异是每一次人际交往中都需要被认识到的现象（Bernard & Goodyear，2014）；心理动力学督导的关系模型强调，督导技术需适应每个人的（"文化"）独特性。此外，关系督导师会关注她在督导关系中引入的内容，并负责在督导中发起必要的对话，即使在情绪非常强烈的时候。因此，该模型非常适合培养咨询心理学文献中强调的两种督导多元文化胜任力：培养督导师的自我意识，以及开启关于差异的对话。

培养督导师的自我意识

在关于督导多元文化胜任力的咨询心理学文献中，督导师的自我意识被反复强调。安西斯和拉达尼（Ancis & Ladany，2001）定义了督导胜任力的五个领域。他们认为，对于促进受督者在处理"多元文化"问题上的成长来说，这五个领域是必要的：聚焦于督导师的个人发展、聚焦于受督者的发展、技术和干预、过程以及结果评估。在这五个领域中，有三个领域需要自我意识和关系意识：聚焦于督导师的个人发展、聚焦于受督者的发展以及过程。安西斯和拉达尼（2001，2010）也通过他们的非抑制性人际发展启发式模型（heuristic model of nonoppressive interpersonal development，HMNID）向督导师提供了一个模型，这个模型可以帮助他们"在特定的人口统计学变量（即种族、民族、性取向、性别、残疾、社会经济地位）中，理解自己、受训者与来访者的想法、感受和行为模式"（2001，p.63）。这个精心设计的模型旨在促进督导师的自我意识。《健康服务心理学临床督导指南》再次确认了督导师的自我意识是多元文化的必要条件，并明确表示"督导师［应该］努力发展和保持其有关多样性胜任力的自我意识"（p.15）。上述指南将这种督导师的自我意识进行了分解，强调督导师的自我反思，并指出这会带来督导师的持续成长，为受督者树立这种能力的榜样，并有助于创建督导中的安全环境。

弗兰德和谢弗兰斯科（2004）也强调，文化自我意识是意识到与他人关系中的文化因素的关键先决条件："一个人发展出这种胜任力之前，即使不是不可能，也很难成为一名优秀的督导师"（p.122）。然而，他们指出，大多数培训项目都未能促进心理治疗师或督导师进行充分的自我探索。心理动力学督导的关系模型强调自我意识和自我反思，可以用来处理这种缺失。

谈论差异的挑战

拉达尼、弗里德兰德和纳尔逊（2005）认为，学习如何围绕差异展开对话是一项至关重要的督导胜任力。

> 和治疗师一样（Thompson & Jenal，1994），督导师也需要开启对于文化异同的艰难讨论。当督导氛围鼓励这类重要讨论时，受督者的偏见更有可能被揭露、被修通。（p.59）

伯纳德和古德伊尔（2014）对此表示赞同："现在，我们有证据表明，在督导中，如果督导师不发起关于文化的讨论，就几乎不会有关于这个话题的讨论了（Duane & Roehlk，2001；Gatmon et al.，2001）"（p.129）。关系模型强烈同意这一点，并明确指出，由于督导师和受督者之间的权力差异对受督者的抑制性影响，督导师必须负责发起关于所有困难问题的讨论，包括差异问题（见第一章）。

伯纳德和古德伊尔（2014）强调，基于共同的目标，发展坚实的督导关系是发起关于多元文化的艰难对话的先决条件。他们引用了伯卡德等人（Burkard et al.，2006）的一项研究，该研究明确指出，对文化问题进行了有益讨论的受督者，往往已经与督导师形成了富有成效和助益的关系。关系模型优先考虑建立这样一种督导关系——在这种关系中，双方可以进行困难的对话，并处理强烈的情感。

　　坦然面对情感是关系督导师的另一个优点，这是围绕多元文化问题展开对话的重要前提（Ladany et al.，2005）。关系模型会把强烈情感的出现正常化。关系督导师会追踪受督者对其干预措施的反应、在发现关系断裂时及时处理，以及在张力没有解决时寻求会商，这些方式创建了一个强大的容器，能够用来处理经常随此类对话出现的令人不安的情绪状态。此外，关系督导师很重视处理督导关系中的扰动所具有的潜在临床作用，并能意识到以这种方式完成的情感工作，有可能转化为受督者在临床关系中使用的新能力。处理督导关系中有关差异的"高温"材料，为受督者提供了一种体验——当他与患者的关系变得同样情绪"高涨"时，他可以借鉴这种经验去进行处理。

关系精神分析对处理差异的贡献

　　图马拉－纳拉（Tummala-Narra，2015）批评了经典精神分析未能处理社会文化背景问题，并强调关系精神分析对心理治疗中社会文化问题的探索做出了贡献。她总结了这些贡献，其中包括"承认历史创伤和对社会文化问题的忽视、本土文化叙事、语境在语言使用和情感表达中的作用、社会压迫与刻板印象对治疗过程和结果的影响，以及文化认同的动力性质"（p.275）。她呼吁精神分析教育和培训课程重视社会文化问题，并指出培训心理治疗师所面临的挑战，而这些心理治疗师的督导师受到的关于文化胜任力的培训更少。

精神分析师迈克尔·莫斯科维茨（Michael Moskowitz）是黑人精神分析师发声会议的组织者，他在批评经典精神分析文化时观察到了以下几点。

> 精神分析遭受着痛苦的矛盾。其核心是对文化和所有形式的人际关系进行彻底的修正。它要求我们审视那些使个人不快乐和从不平等与压迫中受益的社会结构长期存在的自我欺骗过程。然而，我们的精神分析机构在很大程度上已经远离了大局，远离了我们文化中的弊病和不平等，而专注于培训和治疗特权阶层。（Walt & Slome，2015，p.16）

阿伦和斯塔尔（2013）对精神分析的修正强调了心理治疗与培训不是为了少数精英，而是为了所有人。他们的精神分析关系概念是基于这样一个前提，即临床工作者需要向世界上不同的存在方式敞开心扉，包括文化和阶级的差异。阿伦和斯塔尔邀请当代从业者回归早期精神分析从业者的价值观，将精神分析实践带到"诊所"，以解决那些没钱支付治疗费用的人的痛苦。

> 早期的分析师并非主流的高收入专业人士；他们确实是

知识分子，但他们是边缘人，勉强维持生计。边缘化让人变得脆弱。接触我们的脆弱性会激发我们的道德和伦理敏感性。（pp.28-29）

阿伦和斯塔尔（2013）指出，当代关系心理动力学临床工作者——女性比男性更多，非专业心理健康工作者比医生多——发现自己处于相对边缘的地位，这与第二次世界大战前欧洲分析师的处境相呼应。比起20世纪50年代在医学上占主导地位的男性自我心理学取向精神分析师，当代关系取向的临床工作者更容易受到他人（医生、保险公司）的歧视，因此可能更容易认同边缘化群体，更能意识到偏见，更容易考虑到他们对破坏性文化模式的影响，更少地陷入分裂、投射和贬低的动力中，而这些在经典精神分析文化中太常见了。

阿伦和斯塔尔（2013）对精神分析的平等主义演绎是以阿伦（1996）的权威关系观为前提的，我和同事在构建我们的模型时也是建立在这一观点之上（Frawley-O'Dea & Sarnat，2001）。一位愿意与受督者分享权力的督导师，将这种关系视为不对称背景下的相互关系，为受督者树立了与患者合作时开放和尊重差异的榜样。督导师会向受督者传达这样的态度：认真对待差异的现实，并了解对方的观点。当然，尽管关系督导师愿意商讨什么是"真的"，但关系精神分析模型并不是简单的相对论。该模型坚持一套广泛的人道主义和心理学价值观，例如重视人际联结；既有相互依存性，也有自主性；以及对诚实、悲悯、真实和自我意识的重视。该模型在与这些人类基本价值观的辩证张力中尊重文化差异。

关于差异的许多新近精神分析工作都源于关系学派（Altman，2006；Aron & Starr，2013；Brickman，2003；Cushman，2000；Hamer，2006；Hassinger，2014；Layton，2006；Leary，2000；Tummala-Narra，2004）。种族、文化和阶级本质上是社会现象，而关系方法研究患者内心生活中出现的这些现象（Altman，1995）。相比之下，经典精神分析模型低估了社会现象的重要性，认为它们只是"显性内容"。关系精神分析的作者们直面了一个令人不安的现实，即作为临床工作者，无论我们多么警惕，我们都会像所有人一样，受到莱顿（Layton，2006）所说的规范无意识（normative unconscious）的影响："生活在一种文化中的心理结果——在这种文化中，许多规范服务于维持权力现状的主要意识形态"（pp.238-239）。莱顿展现了这些文化假设是如何在她自己的意识之外运作的，它们塑造了她对患者的态度和对患者的干预。尽管她会追踪它们给治疗带来的麻烦，但她并没有想到简单的解决方案。

关系精神分析师如何处理差异

在本节中，我将呈现一个简短的片段和一个扩展的片段，内容是关于处理种族差异的关系精神分析临床工作。种族差异在督导师、受督者和患者中激起深刻的意识与无意识反应。我们在这些潜藏危险的领域中所学到的知识对我们处理其他类型的差异也有很大帮助。哈辛格（Hassinger，2014）和叙谢（Suchet，2007）等作者就像我们的虚拟督导师，他们通过自我分析工作展示了如何促进这一领域的督导和临床胜任力的发展。

临床片段一

美国精神分析师哈辛格（2014）是一位白人女性，她展示了临床工作者在分析中可以如何关注种族相关的活现的流动，从而识别并开始处理自己无意识地参与的种族主义社会规范的问题。她观察到自己出现对患者（非裔美国人）种族和自身种族的无意识态度。尽管这让她感到不安，但她把这次经历视为一次成长的机会。

> 在我的梦境与清醒时的退思、差错和口误中，［我的患者］让我找回了困惑、游离的种族化自我。当我告诉他我正在写一篇关于我们的工作的文章时，他既好奇又高兴。有趣的是，他说："我猜你会探索种族和种族主义对我造成了什么影响。"我的回答是："我正在探索种族主义对我们造成了什么影响。"（pp.339-340，着重号已添加）

哈辛格通过自我分析进行"自我督导"的例子为督导师们提供了一个模式。

文献中的第二个片段更详细地说明了关系精神分析对于差异的处理。具体来说，这位精神分析师呈现了和一个抗拒种族对话的患者展开种族对话的过程；她还展示了她如何通过自我分析开始触及自己对患者的种族产生的痛苦的无意识态度。她与自己的"内部督导师"的互动为我们树立了榜样，告诉我们如何帮助那些遇到类似问题的受督者。

临床片段二

第一部分：开启关于种族的对话

叙谢（2007）是一名在实行种族隔离的南非长大并在纽约执业的白人女性，她描述了她对贾丝廷的治疗。贾丝廷是一名黑人职业女性，她的父母来自圭亚那，但她是在西印度群岛长大的。很长一段时间以来，贾丝廷坚持认为她选择白人治疗师没有什么特殊意义。尽管叙谢努力提起种族议题，但这个问题对贾丝廷来说仍然难以言说。叙谢感觉被卡住了，不知道如何打开这个话题，而她知道这个话题很重要。叙谢感觉，正是由于她未能在其他患者的治疗中开启有关种族差异的对话，导致了这些治疗过早结束。[2]叙谢下定决心，这次要做得更好。正如她所说，"如果一个人相信种族对于我们所有人的主体性都具有不可避免的结构性作用，那么就必须保持警惕，使其被看见"（p.876）。

最终，叙谢问贾丝廷，当她走在曼哈顿的街道上时，她的感受如何。令人惊讶的是，贾丝廷透露，"我过去认为我的身体不是白人，但现在，我想，也许我觉得自己是白人"（p.878）。叙谢可以想象，贾丝廷选择白人心理治疗师可能表达了她对于保持"抹除种族"甚至"变白"的无意识愿望。贾丝廷的选择也可能表达了她对来自母亲的巨大压力的顺从——必须融入占主导地位的种族和文化。

叙谢观察到，虽然贾丝廷在幻想中试图感受到自己是多数群体的一部分，以增强自己的力量感，但投入这种幻想实际上导致了个人力量的巨大损失。她用一个空壳取代了自己的黑人身份，导致了恩格和汉（Eng & Han，2000）所说的"种族忧郁症"。随着治疗的展开，叙谢和贾丝廷发现了贾丝廷的忧郁症与之前被否认的早期创伤之间的联系：贾丝廷在婴儿时期被送到圭亚那一年，由一名非洲保姆照顾，这样她的母亲就可以在美国顺利完成研究生学业。随着这些材料的出现，贾丝廷开始觉得她的母亲为了"白人"的金钱和地位而牺牲了她。随着贾丝廷对这个痛苦事实的感受越来越真实，她们的治疗关系加深了。叙谢指出，"种族无法被抹除，反而是核心问题"（p.880）。她接着说：

……我知道保姆、母亲、黑人和白人、力量和丧失都交织在一起［在移情和反移情中］。［贾丝廷的］心理动力贯穿其中，带有种族的含义和色彩，我也是如此。我知道这一次我……准备欣然接受种族化的移情，这将不可避免地在我们之间摆荡。（p.880）

讨论

如果心理治疗师对于开启种族话题会发生什么是无知、防御和（或）焦虑的，在具有种族差异的治疗配对中，这可能会导致关于种族差异的讨论被抑制。对于白人心理治疗师来说，对享有种族特权的潜在内疚感，以及可能存在的对于未能实现白人种族化理想的羞耻感（Altman，2006），使这场对话变得危险。对于一个与白人患者工作的非白人心理治疗师来说，这种对话可能更危险。有色人种心理治疗师生活在一种永远存在的可能性之中，即成为白人患者投射不想要的自我部分的容器。这在我们的种族主义社会中每天都会发生，不仅在咨询室内，也在咨询室外。

同样的问题也适用于不同种族的督导配对。对于一名督导师来说，即使督导二人组隶属同一种族，也很容易回避谈论临床二人组的种族差异：督导师只需要认同种族"不是这里的主要问题"，或者现在不是讨论它的"好时机"。督导师坚信这一主题的必然相关性，以及将其纳入督导对话的重要性，这些是至关重要的。督导师必须很好地掌控自己的焦虑，这样一来，她能够在对受督者和患者的焦虑保持同调，并运用适当策略的同时，与受督者谈论这个话题，鼓励受督者与患者就此进行沟通。关系精神分析师利里（Leary，2000）指出，在心理治疗情境中谈论种族差异问题时，如果患者和心理治疗师变得不安，心理治疗师经常会感觉他提出这个问题对患者造成了伤害。督导师必须准备好对这些感受进行工作，以处理可能会封闭治疗和督导二人组的移情与反移情。督导师可以先邀请受督者谈论他们之间的异同。无论这些异同是什么，都有助于为开启此类对话留出督导空间。

第二部分：在反移情中工作（培养自我意识）

叙谢描述了她在反移情中所做的工作，以整合她童年时分裂的种族记忆。作为一个由黑人保姆照顾的白人孩子，叙谢很难承受自己参与南非（殖民）文化的罪责感。她享受着黑人保姆的照顾和关怀，而保姆自己的孩子却不得不离开妈妈。叙谢发现自己很难接受她的保姆对她有多重要，她对这个保姆的爱有多令人困惑，以及保姆的黑人身份对她与保姆（这个她钟爱的女人）的亲密关系的具身记忆（embodied memory）有多重要。然而，如果不能拥抱这些记忆，叙谢就无法与她的患者保持情感联结。

叙谢将处理种族材料和处理僵局进行了类比：

　　分析师不得不屈服，接受并承认他们的一些失败导致了僵局……这种僵局有着悠久的历史根源——在于拒绝承认、在于无法赋予他人与自我相同的主体性。这种僵局与我们拒绝接受我们是指向他人的破坏性的同谋有关。屈服［于另一个人的经历]可以平息关于"我不是"和"我永远不会是"
[种族主义者]的内部斗争。在接受自己是谁的过程中,也包
括所有非我的部分,是一种内心空间的开放……这种屈服意
味着对种族主义行为的悔恨,这些行为在过去和现在都直接、
间接地在个人和社会层面持续存在。(p.883)

讨论

叙谢所做的自我分析工作表明,关系督导师可以帮助陷入困
境的受督者应对种族差异的动力。因为关系心理动力学督导师准
备好为自己在困难中扮演的角色承担责任,所以她理解找到这种
屈服体验的必要性,并帮助她的受督者与其患者一起找到这种体
验,从而加深督导关系和心理治疗关系。

种族差异引发的病理性防御对被压迫者和压迫者都造成了损
害。无论是督导师还是心理治疗师,都不容易承认自己对种族差
异有着无意识的感受和幻想,并活现了它们——以一种无意中导
致督导关系与心理治疗关系紧张和堵塞的方式。处理差异需要承
受情感工作的重压,因为督导师和受督者都面临着可怕的感受,
要接受自己的文化身份,并意识到自己作为压迫者或被压迫者参
与了种族主义和其他形式的偏见——即使这种参与是不知情的,
也是自己不想要的。

我们生活在一个种族化的社会世界里。我们从小就被引导要
剥离我们对自我和他人的体验的这些特征,削弱其重要性,或者

以其他方式使其合理化。我们会自动做到这一点，但我们需要持续的无意识心理努力来将这些现实抛诸脑后。这种防御努力削弱了督导师和受督者运用精神分析的能力。让这些令人不安的现实浮现在脑海中并谈论它们，是一种基本的督导和心理治疗胜任力。这是心理动力学督导的关系模型通过其方法认可和支持的一种胜任力。

结　语

叙谢的工作（2007）具体说明了如何处理种族差异，但她所经历的过程同样适用于处理任何引起焦虑并导致通过分裂、投射、贬低和理想化来应对的差异。对一个处在被认为"不如"某个身份的位置的人来说，边缘化和羞耻感，以及对羞耻感的病理性防御，是一直存在的威胁。对一个处在被认为"优于"某个身份的位置的人来说，可能会因自身的支配、伤害怀有负罪感和对负罪感的防御。我期待着有一天，包括我自己在内的关系督导师都能够像叙谢描述其治疗一样，清晰而动人地描述出督导中这样的经历。

在下一章中，我们将探讨所有督导师都要处理的另一个问题：督导的伦理 / 法律维度。在这方面，我相信关系模型也可以提供一些重要的东西。

注释

1. 然而，我们确实讨论了性别和性别歧视这一限制更多的话题［见 Frawley-O'Dea & Sarnat（2001），第五章］。

2. 见达拉尔（Dalal，2006）关于未妥善处理种族差异的话题而导致治疗提前终止的讨论。

第七章

常见督导议题Ⅲ：

对法律与伦理议题的工作

在常见督导议题的最后一章中，我将进入法律和伦理的领域进行讨论。我认为，任何开启此类讨论的心理学家都必须首先参考美国心理学会（APA）的《心理学家伦理原则和行为准则》（*Ethical Principles of Psychologists and Code of Conduct*，2010）和《健康服务心理学临床督导指南》（2014），然后我会对督导伦理进行更全面的讨论。在本章中，我仅就心理动力学督导的关系模型工作中尤为突出的主题进行探讨。本章分为三个部分，每个部分都以不同的方式探讨了法律与伦理问题和心理动力学督导的关系模型的交叉点。

第一部分强调了用关系模型工作时潜在的法律和伦理风险，其中有三个议题：受督者的知情同意、恰当地维护督导边界以及关注督导师自我暴露的影响。考虑到关系方法的体验性和个人在其中感受到的亲密性，督导师需要对这三个议题进行澄清，这有助于维持一个完整的督导空间[1]。本章的第二部分强调了关系模型对督导伦理实践的积极贡献。在这个部分，我会描述关系模型的价值观为督导中的伦理态度所提供的脚手架，并用两个片段进行说明。在第三部分中，我会对权力和权威的关系建构进行一些思考，尤其是，思考它在心理动力学督导中如何作为一种伦理力量运作：首先，通过帮助督导师从精神分析训练传统中滥用权力的历史遗留问题中退出来；其次，通过提高督导师的敏感度，及时识别微妙的专家式教学方法的破坏性影响。

关系督导师所面临的伦理挑战

受督者的知情同意

美国心理学会的《心理学家伦理原则和行为准则》（2010）标准3.10规定，"当心理学家进行……咨询服务时……需获得个人的知情同意……"（p.6）。因为关系督导师希望受督者允许自己变得脆弱，所以需要向受督者提供知情同意，让他们知道自己即将经历这种督导体验。这是至关重要的。受督者需要在督导开始时知道，对自我的探索是关系取向心理动力学督导的教育任务的重要组成部分，也是反移情工作的固有内容。因此，选择参与关系取向心理动力学督导的受督者必须同意在必要的程度上探索自己的心理，以推进训练。即使受督者也在接受治疗（这是强烈建议的），督导师也希望受督者能够在督导中对自己做一些工作。

关系督导师会告诉她的受督者，为什么她要在督导中促进亲密和开放。她需要解释探索督导关系中出现的无意识现象的价值。她需要澄清为什么心理治疗师要理解自己的心理才能从事这项具有挑战性的工作，并示范她对自己的心理的开放态度。督导师还需要向其受督者保证，她有责任向培训机构提供追踪受督者的受训和进展所需的信息，但她会审慎考虑在向培训机构反馈时透露哪些信息。通过这些方式，督导师将关系督导的过程告知受督者，并获得受督者的同意——知道自己即将进入一个会让自己变得脆弱的过程。此外，在督导的展开过程中，督导师会认真对待受督者不断变化的需求和焦虑，尊重受督者在特定时刻能容忍的脆弱程度。达成知情同意是一个不断协商的过程，而不是假设一次初始访谈或签署了一份最初的督导协议就意味着已经达成了知情同意。（关于设置框架和协商如何共同工作的初步进程的更多信息，见第三章。）督导师还应尽早告知受督者在出现困难时应遵循的程序。（关于与有困难的受督者合作的讨论，见第五章。）

恰当地维护督导边界

《心理学家伦理原则和行为准则》（APA，2010）第 7.05（b）节明确指出，需要区分教学及评估与治疗："负责评估学生学习成绩的教师不为学生提供治疗"（p.10）。因为关系督导方法明确包括使用临床知识和技术来完成一项教学任务——处理受督者对患者和督导师的反应——那么问题就来了：这种督导活动是否等同于治疗，从而打破了教学 - 治疗的边界[2]？

我相信，只要督导师仍然专注于受督者的专业发展，督导师就不会打破教学 - 治疗的边界（Sarnat，1992；Whiston & Emerson，1989）。当督导师保持对教学任务的忠诚，以此指导她选择什么材料进行探索或略过不谈[3]，而受督者对这种工作方式已表达知情同意，那么，当有些东西在受督者与患者及与督导师的工作中发挥作用时，督导师使用临床理解对受督者的心理进行工作，并不违反伦理原则。督导师还需关注当前的教学任务需要开放多大程度的脆弱性和什么样的脆弱性；有时，当督导师觉得受督者陷入个人议题，已经超过了必要的程度时，她会设定一个限度[4]。

由于在一些人看来，关系模型运用治疗技术促进教学的方式，可能会在其他类型的边界上造成"滑坡"，所以在督导中阐明这个模型对性 / 爱边界的看法尤为重要。我完全认同《心理学家伦理原则和行为准则》（APA，2010）的标准 7.07，该标准规定，"心理学家不得与所在部门、机构或培训中心的学生或受督者发生性关系，也不得与心理学家有权评估或可能有权评估的人发生性关系"（p.10）。我和我的同事（Frawley-O'Dea & Sarnat，2001）强调，在关系模式的督导中，任何基于督导关系的"相互性"把性关系合理化的尝试都是不恰当的。督导师和受督者之间的任何性接触都是利用权力侵犯关系，无论这样做的决定在多大程度上可能是"双方协商"的。

关注督导师自我暴露的影响

由于关系督导师在面对受督者或被督导的案例时会引入自己的反应，因此必须特别注意此类督导师自我暴露的影响。重要的是，督导师要知道自己暴露个人信息的充分理由，以及不那么充分的理由。我认为这是一个边界问题。尽管《心理学家伦理原则和行为准则》（APA，2010）中没有具体涉及向受督者做自我暴露的问题，但标准 3.08 明确规定，"心理学家不能剥削他们督导、评估或拥有其他权力凌驾其上的人……"（p.6）。在我看来，如果督导师自我暴露的目的不是为了促进督导进程，那么它就可能是剥削性的。

　　本书也写了一些我向受督者坦露我的个体体验的一些例子。例如，在第四章摘录的逐字稿中，当我的受督者简能够向我倾诉——她和她的患者"失去了一些"她们早期关系中存在的东西——这个令人痛苦的事实时，我觉得很受触动。我这样做是为了强调她意识到这一点的重要性，并将对话带入一个更具情感的领域。在第一章的一个督导片段中，我向一位精神分析师候选人透露，我也曾寻求会商，以及我从中了解到自身的脆弱性。在这个案例中，我这样做是为了让受督者不必独自承载督导三方所感受到的羞耻和无望。在本章第二节的一个片段中，我向受督者透露，我的内疚和焦虑感"太强烈了，无法处理"，这导致我把它们分裂出来，投射到她身上。在这个例子中，我让我的受督者注意到一个精神分析概念——它是我们生活体验的一部分，并试图把她从有毒的投射性认同中解放出来。在以上例子中，我都认为自我暴露的教学益处超过了对受督者的潜在干扰程度。在每一个例子中，在自我暴露后，我都会关注受督者的反应，并准备好处理这种反应。

在考虑是否进行自我暴露时，我也要评估每个受督者的发展阶段。新手受督者通常需要对督导师进行理想化，作为处理自身焦虑的策略（Brightman，1984—1985）。因此，如果督导师向他们透露焦虑或不安，会让他们尤为困扰。每当存在权力差异或依赖关系时，"父母"一代的自我暴露也有可能让"年轻一代"感到过度刺激，甚至被侵扰。督导师身负伦理责任，需要考虑可能对受督者造成的影响。一些受督者还需要有人帮助他们理解督导师的自我暴露和心理治疗师的自我暴露之间的区别，需要澄清暴露的背景在这两种关系中有所不同。在督导关系中，资深治疗师和新手治疗师之间存在一种纽带，将督导关系与大多数治疗关系区分开。谈论这种差异可以帮助受督者更清晰地思考相关的具体问题，决定是否向特定患者透露一些内容，以及透露什么。

最后，督导师对于自身生活的有限暴露——家庭事件、度假目的地等——有时有助于建立合作关系，但督导师需要注意这些暴露是为了服务于督导关系，还是主要为了满足督导师自己的需求。同样，对共同的专业兴趣的讨论也可以起到指导作用，但如果讨论走得太远，可能会把受督者作为崇拜者造成剥削，并分散对于督导任务的注意力。一如既往，督导师的自我意识和自律对于找到及实现这种平衡至关重要。

关系模型的价值观如何支持督导师的伦理实践

　　关系模型为督导中的伦理态度和实践提供了脚手架，我希望通过两个督导片段来说明这一点。第一个片段是一位受督者发表的关于督导师违反伦理的描述，第二个片段是我作为督导师的亲身经历。这两个片段都呈现了督导师如何应对有关受督者未能恰当治疗患者的担忧。督导师对患者的担忧、罪责感以及对可能承担的法律责任的担忧都在起作用。在这两个案例中，督导师都变得焦虑；而当督导师焦虑时，他们有时会见诸行动，失去自己的伦理指南针。

督导片段一：非关系取向督导师对于受督者"不当"行为的反应

　　卡斯特利亚诺（2013）描述了她在一个心理动力学取向的博士前校外实习督导中经历的一次创伤。当时她正在为一位名叫安娜的患者治疗，采用的是一种限定 20 次心理治疗的模型。这个过程一开始就困难重重。安娜表现得消极对抗，无法敞开心扉，而卡斯特利亚诺感到很生气，还有一种被迫害感。在第四节治疗中，卡斯特利亚诺和安娜一起坐在地板上——是安娜要求卡斯特利亚诺这样做的。当她们坐在一起时，安娜才能敞开心扉。她坦露了一个可怕的故事——哥哥们对她进行身体、情感和性方面的虐待，而且她的父母没有注意到，也没有任何干预。

卡斯特利亚诺向她的两位督导师分别描述了发生的事情，她希望得到他们的帮助，但她也害怕督导师不认同她和患者一起坐到地板上的决定。两位督导师确实都表达了担忧。一位督导师告诉她可以继续坐在地板上，但要在督导中继续谈论此事。另一位督导师是诊所的培训主任，他有些摇摆不定，既希望卡斯特利亚诺"在安娜所处的水平上和她相遇"，又"不希望安娜过度退行，以至于在有限次数的治疗中无法帮她处理"（p.725）。卡斯特利亚诺试图理解这些有点复杂的信息。在接下来的几次治疗中，她继续和她的患者一起坐在地板上。

卡斯特利亚诺随后在机构的案例讨论会上呈报了她与安娜的工作。这次讨论会由卡斯特利亚诺不太熟悉的诊所主任 A 博士主持。当着整个小组的面，A 博士告诉卡斯特利亚诺，他对她和患者一起坐在地板上感到震惊，并询问是谁告诉她这种行为是可以接受的。当卡斯特利亚诺说她的督导师认为可以，A 博士回答说，持照专业人士不可能让她认为这个决定是"合适"的。后来，A 博士把卡斯特利亚诺叫到他的办公室。据她描述，他"大声斥责"了她。"我一句话也说不了：一开始是因为 A 博士的声音盖过我，后来是因为我哭得无言以对"（p.727）。A 博士没有询问卡斯特利亚诺对这个个案的看法，也没有询问她在督导中讨论了什么。他告诉卡斯特利亚诺，她边界混乱并做出有问题的临床判断，让她来实习可能是一个错误。

当卡斯特利亚诺向她的督导师寻求帮助，以处理这段痛苦的经历时，她得到了其中一位督导师的共情，并被他们两人告知这件事将会"平息"。她发现，两位督导师都不愿意为她向 A 博士发声。两人都提到了诊所的等级结构。卡斯特利亚诺意识到此时自己的处境与安娜童年时的处境非常相似：她遭受了虐待，权威却不能保护她。

卡斯特利亚诺的督导师们说得也对，这个问题确实"平息了"。令人难以置信的是，A 博士再也没有提过要终止卡斯特利亚诺的实习，也没有再批评过她和她的工作。A 博士的沉默让她怀疑自己对所发生的事情的记忆是否属实[5]。

尽管受到了创伤，卡斯特利亚诺仍然觉得自己能够建设性地利用这段经历。她发现，在被"大声斥责"之后，她能比以前更充分地理解患者遭受虐待的体验。她报告说，她与安娜的工作在之后的治疗中得到了深化。卡斯特利亚诺试图解释这种转变，并提出了一个问题："当治疗师正在受训，而她的督导师将患者所经历的虐待放在她身上重现时，会发生什么？"（p.720）她假设自己为了"服务于安娜的自我而退行了"（p.729）。她和安娜一起成了受害者（而不是她感觉受到了安娜的迫害），诊所主任现在则是卡斯特利亚诺的迫害者。

讨论

卡斯特利亚诺展现了她转危为机的能力，利用与 A 博士的经历加深了她对安娜悲惨状态的共情，以及她思考相关的平行过程的能力。然而，在描述诊所主任对她的攻击所带来的影响时，卡斯特利亚诺（遭受虐待的幸存者经常这样做）似乎部分证明了 A 博士的虐待行为是正当的，就好像在某种程度上不可避免的是，作为平行过程的一部分，她不得不忍受权威的迫害。这一点我并不认同。来自患者的虐待性动力的平行过程，永远不能证明督导师将虐待性或非保护性的动力见诸行动的正当性[6]。督导师有义务在意识到这些平行过程后停下来并分析其参与情况，并在必要时自己寻求会商。相反，这些督导师似乎对他们参与虐待和忽视的动力视而不见，并继续使受督者受到伤害。根据卡斯特利亚诺对这个故事的描述，A 博士在案例讨论会上当着她同伴的面羞辱了她，在办公室里用言语训斥她，并没有自我反思或寻求会商，也没有与她追踪此事，或者采用更恰当的方式——与她进行修复。此外，卡斯特利亚诺的两名督导师不愿意就其受督者遭受的不符合伦理的对待与他们的上级对质，而是让她自己处理这个情况。所有这些加起来就是严重不合乎伦理的督导行为了[7]。

对卡斯特利亚诺的境遇进行评论的两位作者都得出了类似的结论。比希勒（Buechler，2013）评论说，督导师的性格和防御过程（如前所述）与平行过程同等重要：人格的部分决定了可以投射到督导师身上的东西的限度。戈伦（Goren，2013）提醒道，"顾名思义，督导必然涉及权力和权威问题，我们需要记住，这些问题使其充斥着滥用"（p.742）。

此外，戈伦（2013）质疑因与患者一起坐在地板上而受到 A 博士批评的卡斯特利亚诺是否真的做错了什么：更换座位可以被视为一种创造性行为，而不是违规行为。戈伦还指出，卡斯特利亚诺坐在哪里的问题引起了太多关注，这只是众多的移情与反移情议题之一，是她的督导师本应提出来和卡斯特利亚诺一起探讨的，但他们并没有这样做。这些评论都说明了在强大动力发挥作用的督导关系中引入另一种（参考性）思维的重要性。

戈伦（2013）还评论道，如果督导师在描述非传统的干预时进行道德说教，会产生让受督者缄默的影响。迈耶（Mayer，1996）也提出了类似的观点，强调由于督导师的评判态度，呈报个案的精神分析取向心理治疗师往往会隐藏自己在治疗室里的实际行为，因此，"私人行为越来越远离同行监督和公开讨论，以至于无法获得原本可能获得的调整"（p.173）。基于关系模型工作的督导师，其意图是让受督者尽可能获得最大的安全感，进而可以将他实际做的事情呈现在督导中。督导师避免对受督者进行道德层面的说教或羞辱，而如果她没有做到这一点，她就要为自己的反应对受督者的影响负责，并努力进行修复。下面的例子可以说明这种方法的运用。

督导片段二：关系督导师对受督者"不当"行为的反应

这个片段（Sarnat，2006）捕捉到了一个时刻——我和前一个片段中的督导师一样，开始担心我的受督者对患者的治疗进行得不太妥当，这让我产生了一些反应。然而，我对这种情况的处理方式是不同的。我知道，我所面临的处境本质上没有卡斯特利亚诺的督导师所面临的处境那么具有挑战性，因为我们的督导关系中并没有被激起虐待的动力。我并不是说我不会犯伦理错误，尤其是在某些压迫之下。我们都不是完人。我将这两个片段并置，是为了说明我的督导模式是如何至少在一定程度上帮助我从最初的错误中恢复和进行修复的。

安德烈娅在我们进行第一次督导时就告诉我，她想向我呈报的患者道格取消了他最近的三节治疗。她告诉我，她"回避"与前任督导师谈论这个个案。安德烈娅也没有和道格讨论取消的事情。她解释说，因为他经常打电话告诉她为什么要取消，她觉得没有必要"小题大做"。

我发现她的表述让我有点不安。发生了什么，让这些事情没有被讨论？为什么安德烈娅似乎对道格的回避显得如此漫不经心？她不担心他可能会退出治疗吗？尽管我对她的叙述感到苦恼，但我没有在这节督导中提出这点，因为我觉得现在进入这样敏感的领域还为时过早。我控制着自己，在有限的范围内给安德烈娅一些反馈——指出道格可能如何导致她采取了这种回应方式，希望这可以让她反思自己的回避行为，并对之进行工作。

但现实并未如我所愿。在下一节督导中，安德烈娅告诉我，道格已经连续第四次取消了他的治疗，而这次她同样没把取消治疗视为问题。我感到焦虑，因为我没有履行对患者的责任，让他能接受合格的治疗。[参见《健康服务心理学临床督导指南》（APA，2014），领域 G，第二部分，"督导师需履行其保护来访者／患者福祉的主要伦理和法律义务"（p.25）。]我用带着一丝怒气的声音说："我很难理解为什么你对于道格不来没什么担忧。这是治疗中的一个实际问题，而你似乎不想去关注这一点！"安德烈娅看起来很震惊。注意到这一点，我意识到了自己的反应，并试图"撤回来一点"。我建议我们一起思考，她为什么会有这样的反应。当她和我交谈时，我发现，问题并不是安德烈娅不在乎。她开始反思，并能够说："事实上，道格身上发生的事情让我想起，我在某些亲密关系中难以为自己辩护。如果是这样的话，也许这意味着我退缩了，因为向道格面质让我感觉不舒服。"

当然，我松了一口气，因为安德烈娅开始思考自己的动机，而不是继续对这个问题进行合理化。我对她的担忧也减少了。当安德烈娅开始详细地告诉我她在亲密关系中为自己辩护的困难时，我拦住了她，觉得这种细节对我们的督导任务来说不是必要的；如果我允许她继续下去，可能会让我们对我的督导（而不是治疗）角色产生困惑。无论如何，我觉得我们还没有建立足够的信任，以确保安德烈娅能够在我面前展现她的脆弱，而处理亲密／距离似乎是一个反移情议题，安德烈娅可能需要我在这方面给她一些帮助。

在下一节督导中，安德烈娅在开始时报告说，她给道格打了电话，告诉他，她认为不仅仅是"工作压力"导致他缺席了治疗，他需要过来，这样他们可以一起谈谈。道格在下一节治疗中出现了！安德烈娅对我们的督导会谈的使用给我留下了深刻印象，我也跟她谈到了这一点。

在我们的第一节督导中确定督导框架时，我明确向安德烈娅提出，如果督导中有任何事情让她感到不舒服，她可以告诉我。现在安德烈娅接受了我的邀请，回到了对于上一节督导的讨论。她说，看到自己的焦虑如何干扰了她与道格的工作，她感到很难过，并意识到这削弱了她对自己作为治疗师的信心。她说，她知道我提出这个问题是正确的，但那节督导仍然让她感到不知所措且十分脆弱。我回答说，我能理解她的感受，我很欣赏她反思这些问题的能力，并且，所有治疗师都需要努力解决这些问题，包括我自己。安德烈娅沉默了。我意识到她的评论是自我批评，但保护了我免受批评，于是我问她对我们上次的互动还有没有什么想说的。她说没有，并向我保证现在问题已经解决了。但后来她说（就像是随口一提），如果我在上次会面后立即问她，那么她可能会给我一些反馈。我自然继续问她那时她可能会说些什么。她的回答是："我觉得有点太激烈了。我不明白你为什么突然有如此强烈的反应，而前一周你对我和道格所做的事情，没有提出任何异议。"我承认，我对她与道格工作的反应突然发生了变化，我可以想象这可能会让她感到震惊。我还指出她准确观察到了我的语气。我说，我认为，我对患者的担忧和作为一个疏忽大意的督导师的感觉让我感到焦虑，这导致我以一种指责的方式与她交谈。

> 我觉得当时我的感觉太强烈了，我无法处理，所以我把"烫手山芋"扔给了你。我们可以认为这是我容纳的失败，我把自己无法忍受的东西用投射性认同的方式给了你。

我的观察引发了安德烈娅的兴趣——她是投射性认同的接收者，这是她以前从未能够识别的。过去，投射性认同在她脑海中只是一个纯粹的抽象概念。我想她也松了一口气，因为我实际上是在通过承担责任，将她从投射性认同中解放出来。

安德烈娅最终呈报了她和道格的一节治疗。道格告诉安德烈娅，他妻子去世的周年纪念日刚刚过去，在过去的几周里，他一直觉得自己需要独处，避开朋友。安德烈娅告诉他，他愿意向她倾诉，这让她很感动，然后补充道："也许这也是你想远离我们的治疗的原因。"

安德烈娅在描述这个互动时有些犹豫，担心她没有做出"更全面"的移情诠释。我告诉她，我认为她的回应恰到好处——既准确又委婉——再多的话可能会削弱交流的自然度。我补充道，帮助道格意识到自己在脆弱时会远离她的倾向，探索他这样做的原因，然后帮助他重新建立联结，这可能是道格的治疗目标之一。安德烈娅回应说，这个解读第一次让她感觉到她和道格正在努力做什么。

当我们讨论这一点时，我在思考我们督导关系中的平行问题，注意到在这些开放的督导时间里，我们双方都在脆弱的时刻退出了联结。我没有谈论这一点，觉得我们在这节督导中已经做得够多了，她对道格所做的出色工作需要先保持在核心地位，被突出地看到。我没有任何教学理由支持我透露当时的想法，尤其是因为调节亲密关系可能是安德烈娅需要我帮助她工作的部分。另外，当安德烈娅似乎与道格或我断开了联结，或者这两种关系中的亲密程度似乎变得太高时，我可能会让我们回到这个部分。我的目标是利用我的理解来加强我们的督导关系，以及帮助安德烈娅了解自己并深化她与道格和其他患者的工作。

讨论

第二个例子说明了关系模型的价值观对符合伦理的督导师行为的几种贡献。我们看到一位督导师在监控自己，并试图在自己反应强烈时进行自我纠正。后来，督导师通过提及自己处理焦虑的能力边界，承认了督导关系的相互性。这个片段还显示，督导师直接邀请受督者表达负面反馈，而不是期望受督者自愿提供负面反馈，通过这种方式为权力关系的不对称性担起自身的责任。此外，当受督者自愿透露其个人关系模式的细节，而此时她的自我暴露似乎不太可能增强即时学习或督导关系时，督导师通过拒绝来维护适当的界限，以此证明督导师会在心里考虑受督者自我暴露的恰当边界在何处。我们也看到了督导师的适当自我暴露：承认自己的焦虑和防御，将受督者从沉重的心理状态中解放出来。通过这些方式，关系概念使我采取了比卡斯特利亚诺（2013）的督导师更合乎伦理的督导立场。

当受督者体验到督导师在督导关系中为自己的错误承担责任，并努力修复错误时，受督者就能发展出自己的伦理指南针。当督导师能够接纳自己不可避免的错误，她就为受督者做了一个示范[8]——不设防御，带着好奇心观察当下在关系中发生的事情。因此，受督者能够发展出一种分析性的态度，以面对他不可避免地与患者一起参与的活现。当督导师将媒介作为信息——与她的受督者坦诚地谈论困难的事情，同时敦促受督者与他的患者坦诚地谈论困难的事情——她为受督者示范了何为诚实正直。

对权威的关系建构：作为一种伦理力量

对权威的关系建构（relational construction of authority）对督导中的伦理态度和实践有所贡献。在本节中，我们将更深入地了解这种权威观是如何产生影响的。

中断督导师对职权的滥用

当然，卡斯特利亚诺（2013）的文章并非文献中唯一一篇描述施虐性督导的。多年来，滥用权力关系的代际传递在精神分析督导中一直没有得到控制。令人遗憾的是，培训中滥用权力的精神分析传统可以追溯到弗洛伊德与"弟子"的交往方式（参见引言）。在《督导关系》的最后一章中，我们呈现了一个扩展的片段，说明了一个精神分析机构中滥用权力的情况；《权力游戏》（*Power Games*；Raubolt，2006）中描述了培训心理动力学治疗师时滥用权力的几个例子。我在那本书中贡献了一个关于关系模型的权威观的章节，以阐述精神分析培训中更健康的权力关系框架（Sarnat，2006）。我在这里引用了那一章的内容。

加强非权威化的教学

心理动力学督导的关系模型，除了中断直接的权力滥用之外，还提供了一种微妙的权威主义教学风格的替代方案。督导关系的变革力量被理解为意在创造一种允许彼此呈现脆弱的氛围，督导师给受督者赋权，而不是利用自己的权力来打动或恐吓受督者。这种关系的特质是督导师有权行使影响力的来源，督导师尽量减轻自己作为说教的教师的角色，并准备放手应对任何浮现出来的督导过程。"在这里，惊喜和发现既是督导师体验的一部分，也是受督者体验的一部分。双方参与者都既是学习者，也是教师"
（Sarnat，2006，p.258）。

关系督导师不会利用其受督者在文化上根深蒂固的顺从性。
正如库珀和古斯塔夫松（Cooper & Gustafson，1985）所说，"为了
忠于传统的权威，并赋予他们［例如，督导师］权力和遵从——
他们无意识地认为自己应该得到和需要这些——［受督者］自愿
牺牲……以清晰的、批判性的和独立的方式思考的能力"（p.8）。
在督导的关系模型中，非遵从性的教学关系是其目标，即使这会
导致受督者和督导师之间的张力与冲突。

结　　语

在本章中，我首先强调了由于关系工作模式的亲密性和强度，
需要关系督导师特别关注的某些伦理领域。其次，我试图呈现关
系方法中的教化方式如何支持督导师在压力情境中的伦理实践。
最后，我强调了关系模型的权威观是如何作为一种伦理力量发挥
作用的，它改变了充斥着权力滥用以及对教学的微妙专制态度的
精神分析传统。

在下一章中，在考虑督导的关系模型的未来方向时，我将把
向督导师们提供常规会商列入我的"愿望清单"。督导师既需要一
种促进伦理实践的督导模式，也需要从同行那里获得情感层面的

参考意见来维持这种模式。

注释

1. 参见托马斯（Thomas，2010，第五章），了解与精神分析督导师所面临的特殊伦理挑战有关的讨论（不特指关系督导师）。她强调了胜任力领域、多重关系、边界和保密性。

2. 参见托马斯（2010）在弗劳利－奥戴和萨奈特（2001）的模型中的论述，即"教学－治疗的边界……是另一个重要的伦理概念"（p.61）。

3. 参见本章后面所描述的我与安德烈娅工作的片段，作为我选择略过的一些材料的示例。

4. 参见同一个片段。

5. 在这里，我们可以看到面对创伤时解离的力量。卡斯特利亚诺表示，离开实习岗位后，她压抑了所发生的一切，直到几年后，她参加了一场由一位关系取向精神分析师主持的关于越界的讨论。然后，她终于能够回想当时发生的事情，并决定把它写下来。

6. 关于督导师尊重受督者的伦理义务，参见拉达尼和布拉德利（2010）。

7. 根据《健康服务心理学临床督导指南》（APA，2014），"'专业主义契约'需将（心理学家）所服务之人的需求和福祉放在首位……其基本组成部分包括：（1）正直——诚实、个人责任和坚持职业价值观；（2）态度；（3）责任心；（4）对他人福祉的关心……"（p.19）。

8. 参见《健康服务心理学临床督导指南》（APA，2014），领域 G，第一节："督导师示范伦理实践……"（p.24）。

第八章

未来的方向

在这最后一章中，我想象，未来心理动力学督导的有效性将大大提高。在未来，督导师们将牢记研究结果，选择用关系和体验性技术来增强传统方法，同时会利用好先进技术。我设想我们会扩大督导师培训，向督导师提供持续的会商，并支持更多将督导过程的变量与受督者的学习结果联系起来的研究。不过，我首先要探讨达成这种改变的一些障碍。在本章中，我借鉴了之前的一些工作（Sarnat，2012）。

对拥抱心理动力学督导的关系模型的阻抗

第二章引用了来自认知心理学、教育学和动力学心理治疗的研究文献，对心理动力学督导师做出了暗示：在督导中，说教式的教学和简单的技能发展是不够的。如果我们想更有效地教授动力学心理治疗的艺术，我们必须与受督者进行体验性的接触，并对我们的督导关系进行反思。如果我们要改进督导方法，就必须处理对这种"诠释"的阻抗——这是我所有关于督导的文章的目标之一。

不难想象，为什么一些心理动力学督导师可能会继续依赖非关系性的、以患者为中心的说教式教学方法，而不是采用关系模式的方法。对一些人来说，选择这样做可能反映了对非关系模式的临床理论的忠诚。然而，即使是一些认同关系模式的临床理念的临床工作者，也可能不理解他们的督导理论与临床理论相匹配的必要性，或者他们可能不愿意将这种方法纳入督导之中，因为他们担心会突破教学－治疗的边界。（对于关系取向心理动力学督导中的教学－治疗边界的讨论，见第七章。）还有一些督导师可能会不假思索地延续他们自己被督导的方式的传统。最后，有些人可能不愿意放弃担任"客观专家"的督导角色的特权，这也是可以理解的，因为当我们作为临床工作者时，我们往往会陷入情绪混乱中。

在关系层面工作带来了明显的挑战。与受督者谈论督导关系会引发强烈的情感。这些可能会让督导师感到不舒服，尤其当她并不清楚这样做对促进受督者发展的必要性时。此外，督导师自然不愿意看到他们自己参与督导关系的方式会对受督者产生负面影响，有时还会对患者产生负面影响。

我们都抗拒这些痛苦的事实。然而，我想邀请可能拒绝接受这些挑战，或者自身受训方式与关系模式的工作方式可能有所不同的读者，考虑尝试一下这种方法。在我看来，这样做意味着走向未来。

拥抱技术：音频和视频录制

尽管大多数非心理动力学取向的督导师认为录音和录像是标

准做法，但在我所熟悉的心理动力学督导师中，对治疗进行视频和音频录制仍然非常罕见。这种技术使用滞后的部分原因可能是在私人办公室进行督导，而不是去配备齐全的培训诊所。目前的技术进步有望消除这些技术障碍。

然而，除了使用技术的实际挑战之外，我还观察到许多心理动力学督导师对录音和录像的不信任。一些人认为录音和录像侵犯了心理治疗时间的"神圣性"，破坏了患者和心理治疗师的隐私，从而扰乱了精神分析情境。完全拒绝录音和录像是基于过时的想法——即，是什么促进和阻碍了临床关系中信任的发展。根据我的经验，在不同的关系中，被观察意味着不同的事情，而这些意义会随着时间的推移而变化。督导师不愿录音也可能反映出他不了解观察真实工作对受督者而言的教学益处。所有受督者都有盲点，无法向督导师说出他们需要帮助的某些反移情和技术问题。督导师还需要利用一切可能的手段，了解患者和治疗关系中的非语义信息（Schore，2011），而这些现象不太可能出现在过程记录或受督者的口头报告中。

科恩伯格（Kernberg，2010）挑战了许多精神分析学家的假设，即录音不可避免地会扰乱心理治疗过程。沃特金斯（2013）为科恩伯格的主张提供了经验证据："（1）当获得知情同意时，我们没有实际证据表明录音会造成这种损害；（2）似乎确实可以在录音条件下进行有效的精神分析工作（Bucci & Maskit，2007；Siegel et al.，2002）"（p.9）。我的亲身经历也证明了这一点。

大多数患者都能容忍被录音，尤其是当督导师可以探索受督者和来访者在这个过程中被激起的感受，并和受督者一起思考录音对治疗关系和督导关系的影响。对于那些会因为被督导师观察而感到不舒服的（不寻常的）患者，应该作为例外情况处理。但是，在我看来，对于大多数临床二人组来说，利大于弊。

一些督导师也感觉不舒服，担心录音会剥夺受督者无意识地选择把什么东西带进督导中的自由。引用精神分析临床格言——"病人决定那一小时的内容"，这些督导师希望他们的受督者拥有同样的特权。这种担忧虽然表达了精神分析从业者对隐私和容纳的重视，但也可能反映出关于督导方法和临床方法之间差异的一些困惑：自由联想并不是受督者与督导师沟通的主要方式。我发现，如果我允许受督者决定最初关注录音的哪一部分——我会关注受督者在讨论录音时出现的焦虑和冲突——信任就会随着时间的推移逐步发展，我可以根据需要更自由地进行干预。督导师有权利也有义务 [1] 要求受督者承受因直面自己需要成长的地方而产生的焦虑——即使从屏幕上和扬声器中看到与听到这些部分是痛苦的——当然，我们必须帮助受督者承受这种痛苦，并努力减轻他们的羞耻感。

过程笔记的呈报和录音的播放都是可行的督导方式，在特定情况下适用于某些特定的受督者。充分利用包括录音技术在内的各种选择，将使心理动力学督导领域获得提升。

新的可能性

我可以想象，随着心理动力学督导在 21 世纪的不断发展，它有许多新的可能性。这些可能性包括：用督导之外的体验性练习来补充心理治疗师的培训；增加督导师培训的可用性；增加给督导师提供的会商；只要有可能，将组织内的督导师召集到一个团队中。

督导之外的体验性学习

新手心理治疗师在实践中学习

传统的督导新手治疗师的方法——要求受督者在得到督导师的帮助之前先与患者接触——在教学法上甚至在伦理上都是值得怀疑的。如果在受督者与处于迫切心理痛苦中的人面对面交流之前，为受督者提供技能发展的"实验室"经验，不仅对受督者有利，也能让他们的患者从中受益。萨夫兰和穆兰（Safran & Muran，2000）以及卡巴尼斯等人（Cabaniss，Cherry，Douglas & Schwartz，2011）创建了聚焦的、参与式的教学练习，可帮助初学者开始发展复杂的临床技能。

随着我们迈向未来，我希望心理动力学培训环境将遵循宾德（2011）的建议，增加使用交互式计算机程序和视频的"做中学（learn-by-doing）"练习模式。通过使用这些材料，新手治疗师会对一系列渐进分级的情况做出反应，比如面对愤怒的来访者或贬损咨询师的来访者，在和真人工作之前先积累一些相似的练习经验。这些教学策略很少被心理动力学培训环境采用，至少在我熟悉的那些培训中是这样。为了更广泛地提供这种"模拟"培训，心理学系可以与计算机科学系合作，传播他们的交互式技术创新，供计算机学界之外的领域使用。

资深心理治疗师的自我意识训练

然而，并非只有新手临床工作者能通过结构化、参与式的教学练习打磨自己的精神分析治疗技艺。最近，国际精神分析协会（International Psychoanalytic Association，IPA）大会中提供了一些会前工作坊，包括海迪·法伊贝格（Haydee Faimberg）开发的"对倾听的倾听"。分析师以小组的形式，回顾分析性会谈的对话稿，将之分为五分钟一个的临床过程单元，并按顺序分发。以此方式，参与者有机会体验临床过程的展开，就像在现场的那位分析师体验到的一样。在讨论对话稿的过程中，由三位分析师主持人组成的小组倾听并向参与者反馈他们的理解——每位分析师对治疗的推断如何反映其特定的理论假设。这些工作坊创造了一个环境：这个环境强调了理论是一面透镜，也促进了精神分析师自我意识的成长。

正念训练

基于神经科学的技术为我们提供了另一个机会，来拓宽和深化受督者的受训体验。正如萨夫兰和穆兰（2000）已经做过的那样，为了帮助受督者培养他们的遐思（reverie）能力，并耐受由患者和治疗过程激起的不安情绪，心理治疗培训项目可以把冥想训练作为心理治疗督导的补充项目。厄尔默（2011）提出，可以利用正念技术增强督导师的沉稳和情感可用性，从而帮助他们更好地与心烦意乱的受督者互动，这同样也很有趣。

督导师教育的重要性

督导师教育领域是一项正在发展中的工作。在过去的40年里，我目睹了这一领域的重大发展。在我自己的博士和博士后培训中（我于1975年获得博士学位），我没有接受过督导培训；在我获得心理学执照那天，我的诊所主任分配了两名实习生让我督导。这并不罕见。从那时起，有关督导的课程在美国国内的一些地区变得多了起来。在旧金山湾区，督导培训非常活跃。当地所有的心理学博士项目和一些实习点都需要督导课程，并且每年都有为持照心理健康从业者提供的大量继续教育课程。在我所在的北加州精神分析研究所，所有为候选人提供督导的分析师都需要参加为期一年的督导研讨会，然后进行一年的指导（mentoring）。伯克利心理治疗研究所的一个示范性持照后督导培训项目已经运作了

20多年。然而，在美国许多地区，想要开展督导师培训仍有许多工作需要完善（Watkins，2013）。

督导师教育的价值是显而易见的。集中学习使新督导师们能够了解各种督导方法和有效进行督导实践的证据。根据我的经验，有机会反思督导过程的督导师会更多地投入督导的艺术中，并且不太可能盲目地延续自己的督导师的局限性。

观察其他督导师的行为也是督导师教育的一个重要方面，值得进一步发展。因此，美国心理学会的心理治疗督导系列视频是对督导师教育的一个重要贡献，广受欢迎。

训练督导师使用"学习目标"可以提高心理动力学督导的有效性。莫加和卡巴尼斯（Moga & Cabaniss，2014）为明确定义和可评估的学习目标在心理动力学治疗和精神分析督导教学中的重要性提出了令人信服的理由："几项研究（Cabaniss et al.，2003；Kernberg，1986；Pegeron，1996；Rojas et al.，2010）已经表明，如果没有明确的目标，受督者会不清楚过程的目的，也会对评估感到焦虑"（p.529）。莫加和卡巴尼斯在做了大量文献综述的基础上，定义了五个普遍受到认可的、教授精神分析治疗的学习领域：分析性倾听、创建和深化分析过程、使用干预措施来阐述无意识材料并加深移情、基于变化理论的概念化能力，以及自我分析的能力。因此，他们建议每个"学习社区"根据这五个领域设计可测量的学习目标，根据特定培训组织的具体价值观和目标对其进行个性化设置。这项提议为丰富督导师培训提供了一条路径，使其意图更加明确、更富有成效，同时避免从外部强加僵化的模式。该提议是一种很好的方式，将"冷静理性"之法的好处与精神分析关系"独特而特殊"的品质结合在一起。（关于这种对立如何出现在精神分析中的讨论，请参阅引言。）

构建督导性会商

在我看来，正如没有一个遵循伦理的临床工作者会放弃会商一样，遵循伦理的督导师也不应该这样做。然而，督导性会商是整个领域中的例外，而不是规则。我们需要改变这种督导的文化，使寻求督导性会商变成日常。许多督导师都有一个想法——也许是旧式精神分析遗产的一部分——即如果他们的资历水平使他们有能力做督导师，他们应该就不需要寻求别人的帮助了。事实远非如此。一个人越是能意识到在督导关系中无意识层面发生了多少事情，就越是能意识到对第三方视角的持续需求，不管自己有多"资深"。

"倦怠"和替代性创伤对督导师的影响，就像对心理治疗师的影响一样。当督导师听到令人不安的材料时，他们也需要一个地方来容纳和处理他们的情绪反应。会商是必要的，以确保受督者不会变成督导师寻求照顾的对象。根据我的经验，督导师有时会从他们的受督者那里"偷取"照顾，在紧张的临床工作日中，将督导会谈视为必要的休息时间，并以牺牲受督者的培训需求为代价，悄悄地滑入学院派的或非正式的导师角色。督导师需要感觉自己有权利——甚至有义务——寻求同行、付费顾问和个体心理治疗师的专门关注。会商过程中的学习，使工作保持新鲜感和意义。当我遇到一种新的方式来思考将我和受督者困住的事情时（无论这是通过某位作者、同事、付费顾问、我自己的分析师，还是通过我自己的写作过程而获得的），我都会收获成长，我的受督者也是如此。

以团队合作方式开展督导

当我在私人执业时，我曾向持照心理治疗师寻求会商，当时我是单打独斗的。但当我在心理治疗和精神分析培训项目中提供督导时，我有机会在一个团队中工作，与督导同一学生的其他督导师合作。团队也可以是思考和成长的地方。

对于督导师来说，与其他督导师讨论受督者的进展可能会有所帮助，因为其他督导师不可避免地会对受督者有不同的感觉。一起谈论受督者不仅可以帮助每个督导师更全面地了解受督者，还可以澄清每个督导师与受督者的联结方式（Ebbert，2011）。根据我的经验，当督导师们为了受督者的培训聚在一起合作时，受督者会感到"被看到"和被关心。

团队会议还提供了一个机会来处理源于案例的平行现象——案例中的分裂动力传递至督导团队中，这不仅使临床工作者之间的关系复杂化，而且使督导师之间的关系复杂化（Dent，2007）。识别团队对话中的分裂动力，并帮助受督者看到，他的患者以及他自己的不同方面会在不同的督导关系中表现出来，这为体验性学习提供了非常有效的机会。

拓展研究

最后，我希望我们这一领域能够继续产出与心理动力学督导过程和结果相关的研究。弗兰德和谢弗兰斯科（2004）以及沃特金斯（2011，2013，2015）评论了当前督导研究的局限性。弗兰德和谢弗兰斯科观察到，许多研究调查了受督者对督导师的喜好，但很少收集关于各种督导方法实际有效性的独立数据。

沃特金斯（2010）观察到，关于督导联盟的研究文献仍"处于初级阶段"（p.393）。我很想看到有关督导关系的质量如何影响受督者的学习的研究。伯纳德和古德伊尔（2014）观察到，督导研究的两个特定领域目前是最受欢迎的，其中一个领域被他们称为"特定关系过程，如工作联盟和依恋"（p.299）。当前研究兴趣的焦点表明，我们可能很快就会更多地了解"良好"督导关系的预测价值。

斯堪的纳维亚国家正在展开针对督导过程的精神分析研究。塞乔索迪（Szecsödy，1990，2008，2012，2013）研究了督导的相互性和过程焦点对督导的影响，这是一个有趣的研究方向，因为它有可能验证关系模型的有效性（或无效性）。他呼吁进行更多的描述性实证研究——基于音频或视频记录以及这些记录的文字稿——对督导二人组展开一段时间的追踪研究。这样的研究将显示督导师实际做了什么，而不是他们宣称自己做了什么。

此外，塞乔索迪（2008）改编自塔克特（Tuckett，2005）的"精神分析框架"，值得作为督导的培训和研究工具大力推广。使用这些"督导框架"——参与者观察框架、督导概念框架、督导干预框架和评估框架——可以提供概念性指导和一致性，以研究心理动力学督导过程，并将其与学习结果联系起来。

结 语

本书就这样结束了。我的目的是扩大读者对督导中可能发生的事情的认识，并鼓励他们尝试新的东西。我还希望我的读者在合上书页时能感受到参与关系取向心理动力学督导的感觉，并对验证这种方法的有效性的证据有一些了解。如果读者能被这本书激励，进一步探索关于关系取向心理动力学督导的不断增多的文献，我将感到非常欣慰（参见附录）。我希望我能鼓励那些作为督导师的读者，去投身于与学生建立高质量的督导关系。我也希望我已经成功给那些作为受督者的读者赋权，让他们能够与督导师共同探寻一种最适合他们的关系。如果这本书能让一些督导二人组找到一种丰富和活跃督导关系的方式，那么我的工作就算达到了目的。

注释

1. 根据《健康服务心理学临床督导指南》："2. 督导师应该坚持以保护来访者／患者的福祉为首要的伦理和法律义务。3. 督导师是这个行业的看门人——需要评估受督者是否适合进入和留在这个领域"（APA，2014，p.26）。

附录 心理动力学督导的关系模型
阅读材料列表

Beck, J., Sarnat, J., & Barenstein, V. (2008). Psychotherapy-based approaches to supervision. In C. A. Falender & E. P. Shafranske (Eds.), *Casebook for clinical supervision: A competency-based approach* (pp. 57–96). Washington, DC：American Psychological Association.

案例材料由三位不同理论取向的督导师提供，他们的督导方法是过程一致的。其中一位督导师（萨奈特）采用了心理动力学关系取向的方法。

Bergmann, M. S. (2003). A contribution to the supervisory panel. *Psychoanalytic Dialogues*, *13*, 327–339.

Frawley-O'Dea, M. G. (2003). Supervision is a relationship too：A contemporary approach to psychoanalytic supervision. Symposium on psychoanalytic training and education. *Psychoanalytic Dialogues*, 13, 355–366.

Black, M. J. (2003). Afterword. *Psychoanalytic Dialogues*, *13*, 367–375.

一个小组包括两位督导师—— 一位是经典精神分析师（伯格曼），另一位是关系取向精神分析师（弗劳利－奥戴）——对同样两份案例报告的评论。布莱克（Black）对他们的督导方法进行了对比。

Berman, E. (2000). Psychoanalytic supervision: The intersubjective development. *International Journal of Psychoanalysis*, *81*, 273–290.
有关主体间督导视角的复杂而有质感的呈现。

Brown, L., & Miller, M. (2002). The triadic intersubjective matrix in supervision. *International Journal of Psychoanalysis*, *83*, 811–823.
呈现了督导师如何愿意使用自己的无意识材料来启动联想过程，从而深化分析工作。

Burka, J., Sarnat, J., & St. John, C. (2007). Learning from experience in case conference: A Bionian approach to teaching and consulting. *International Journal of Psychoanalysis*, *88*, 981–1000.
关于在会商中如何利用比昂学派和主体间学派的原则，帮助一位案例讨论会的带领者将她的案例讨论会从困境中解脱，转变为一个有效的工作团体。

Caligor, L., Bromberg, P., & Meltzer, J. (Eds.). (1984). *Clinical perspectives on the supervision of psychoanalysis and psychotherapy*. New York, NY: Plenum Press.
一本经过编辑的关于督导的论文集，从人际精神分析的角度撰写。弗劳利－奥戴和萨奈特（2001）在发展其关系模型时借鉴了这些论文。

Frawley-O'Dea, M. G., & Sarnat, J. (2001). *The supervisory relationship: A contemporary psychodynamic approach*. New York, NY：Guilford Press.

一种督导的关系模式，旨在培训治疗师在当代临床注册系统中工作。

McKinney, M. (2000). Relational perspectives and the supervisory triad. *Psychoanalytic Psychology*, *17*, 565–584.

这篇文章扩展了平行过程的定义，包括一个具有多向影响的系统。

Ogden, T. H. (2005). On psychoanalytic supervision. *International Journal of Psychoanalysis*, *86*, 1265–1280.

督导师如何帮助心理治疗师进入遐思和"梦见患者"。

Pegeron, J. P. (1996). Supervision as an analytic experience. *Psychoanalytic Quarterly*, *65*, 693–710.

论证和阐述了督导过程本身如何可以是分析性的体验。

Rock, M. H. (Ed.). (1997). *Psychodynamic supervision: Perspectives of the supervisor and the supervisee*. Northvale, NJ：Jason Aronson.

一本经过编辑的关于心理动力学督导的论文集，其中许多论文都是从关系的角度写的。

Sarnat, J. (1992). Supervision in relationship：Resolving the teach/treat dilemma in psychoanalytic supervision. *Psychoanalytic Psychology*, *9*, 387–403.

关于督导关系的主体间观点所带来的对于人际关系理解的转变，如何创造一个环境，减轻"教学－治疗"的困境。

Sarnat, J. (1997). The contribution of a process-oriented case conference to the development of students in the first year of a doctor of psychology program. *The Clinical Supervisor*, *15*(2), 163–180.
对博士生发展过程，以及如何在案例讨论会中用关系模式与他们一起工作的描述。

Sarnat, J. (1998). Rethinking the role of regressive experience in psychoanalytic supervision. *Journal of the American Academy of Psychoanalysis*, *26*, 529–543.
关于把督导中的退行体验正常化的论证。

Sarnat, J. (2006). Authority relations in psychodynamic supervision：A contemporary view. In R. Raubolt (Ed.), *Power games: Influence, persuasion, and indoctrination in psychotherapy training* (pp. 255–271). New York, NY：Other Press.
《督导关系》（Frawley-O'Dea & Sarnat，2001）对督导中的权力关系观点做了进一步的阐述。

Sarnat, J. (2008). Reuniting the psychic couple in analytic training and practice：A candidate's experience. *Psychoanalytic Psychology*, *25*, 110–121.
根据我作为候选人的亲身经历，反思无意识过程在精神分析训练中的重要性。

Sarnat, J. (2010). Key competencies of the psychodynamic

psychotherapist and how to teach them in supervision. *Psychotherapy: Theory, Research, Practice, Training*, *47*(1), 20–27.

从现有的心理治疗师能力列表中，选出最能体现心理动力学治疗师特征的能力，并通过一个片段呈现如何在关系取向心理动力学督导中教授这些能力。

Sarnat, J. (2012). Supervising psychoanalytic psychotherapy：Present knowledge, pressing needs, future possibilities. *Journal of Contemporary Psychotherapy*, *42*, 151–160.

讨论心理动力学督导的关系模型的有效性证据，以及督导师如何改进他们的督导技术。

Sarnat, J., & Seligman, S. (2014). Working with disruption in the supervisory relationship：Introduction to panel. *Psychoanalytic Dialogues*, *24*, 523–524.

Berman, E. (2014). Psychoanalytic supervision in a heterogeneous theoretical context：Benefits and complications. *Psychoanalytic Dialogues*, *24*, 525–531.

Sarnat, J. (2014). Disruption and working through in the supervisory process：A vignette from supervision of a psychoanalytic candidate. *Psychoanalytic Dialogues*, *24*, 532–539.

Bass, A. (2014). Supervision and analysis at a crossroad：The development of the analytic therapist：Discussion of papers by Joan Sarnat and Emanuel Berman. *Psychoanalytic Dialogues*, *24*, 540–548.

一组关于督导的文章，包括一篇引言、两篇临床论文和一篇讨论，所有这些都是从关系精神分析的角度撰写的。

Slavin, J. H. (1998). Influence and vulnerability in psychoanalytic supervision and treatment. *Psychoanalytic Psychology*, *15*, 230–244.

督导师的角色从行使权力的人转变为参与关系的其中一方，彼此皆有其脆弱性。

Szecsödy, I. (2008). Does anything go in psychoanalytic supervision? *Psychoanalytic Inquiry*, *28*, 373–386.

研究和评估督导表现的概念，包括关系视角。

Szecsödy, I., & Bornstein, M. (Eds.). (2014). Special issue：Never ever stop learning more about supervision. *Psychoanalytic Inquiry*, *34*, 523–644.

从多个角度讨论精神分析督导的问题，部分是关系视角。

Tummala-Narra, P. (2004). Dynamics of race and culture in the supervisory encounter. *Psychoanalytic Psychology*, *21*, 300–311.

作者从关系的角度出发，认为临床督导中文化多样性问题的整合是教学能力的重要组成部分，对处理来访者的心理内部和人际世界的问题具有重要意义。

Watkins, C. E., Jr. (2014). The learning alliance in psychoanalytic supervision：A fifty-year retrospective and prospective. *Psychoanalytic Psychology*, *32*(3), 451–481.

学习联盟的历史，是精神分析督导中督导关系的重要组成部分，包括关系取向的更新。

Yerushalmi, H. (1999). Mutual influences in supervision. *Contemporary Psychoanalysis*, *35*, 415–436.

说明了督导师放弃作为知识传递者的权威地位，成为相互影响过程的参与者——这种教学方式的力量。

Zicht, S. R. (2013). On the experiential and psychotherapeutic dimensions of psychoanalytic supervision: An interpersonal perspective. *American Journal of Psychoanalysis*, *73*, 8–29.

从人际精神分析的角度出发，认为督导也是一种体验性的心理治疗性的相遇。

参考文献

Altman, N. (1995). *The analyst in the inner city: Race, class, and culture through a psychoanalytic lens.* Hillsdale, NJ: Analytic Press.

Altman, N. (2006). Whiteness. *The Psychoanalytic Quarterly, 75,* 45–72.

American Psychological Association. (2003). Guidelines on multicultural education, training, research, practice, and organizational change for psychologists. *American Psychologist, 58,* 377–402.

American Psychological Association. (2010). *Ethical principles of psychologists and code of conduct (2002, Amended June 1, 2010).*

American Psychological Association.(2014). *Guidelines for clinical supervision in health service psychology.*

American Psychological Association. (2015). *Relational psychodynamic psychotherapy supervision* [DVD]. Washington, DC: American Psychological Association.

Ancis, J. R., & Ladany, N. (2001). Multicultural supervision. In L. J. Bradley & N. Ladany (Eds.), *Counselor supervision: Principles, process, and practice* (3rd ed., pp. 63–90). Philadelphia, PA: Brunner-Routledge.

Ancis, J. R., & Ladany, N. (2010). A multicultural framework for counseling supervision. In N. Ladany & L. J. Bradley (Eds.), *Counselor supervision: Principles, process, and practice* (4th ed., pp. 53–95). Philadelphia, PA: Brunner-Routledge.

Aron, L. (1996). *A meeting of minds: Mutuality in psychoanalysis.* Hillsdale, NJ: Analytic Press.

Aron, L., & Bushra, A. (1998). Mutual regression: Altered states in the psychoanalytic situation. *Journal of the American Psychoanalytic Association, 46,* 389– 412.

Aron, L., & Starr, K. (2013). *A psychotherapy for the people: Toward a progressive psychoanalysis.* New York, NY: Routledge.

Beck, J., Sarnat, J., & Barenstein, V. (2008). Psychotherapy-based approaches to supervision. In C. A. Falender & E. P. Shafranske (Eds.), *Casebook for clinical supervision: A competency-based approach* (pp. 57–96). Washington, DC: American Psychological Association.

Beebe, B., & Lachmann, F. M. (1988). The contribution of mother-infant mutual influence to the origins of self and object representations. *Psychoanalytic Psychology, 5,* 305–337.

Bergmann, M. S. (2003). A contribution to the supervisory panel. *Psychoanalytic Dialogues, 13,* 327–339.

Berman, E. (2004). *Impossible training: A relational view of psychoanalytic education.* Mahwah, NJ: Analytic Press.

Bernard, J. M., & Goodyear, R. L. (1998). *Fundamentals of clinical supervision* (2nd ed.). Boston, MA: Allyn & Bacon.

Bernard, J. M., & Goodyear, R. L. (2014). *Fundamentals of clinical supervision* (5th ed.). Upper Saddle River, NJ: Merrill.

Binder, J. L. (1999). Issues in teaching and learning time-limited psychodynamic psychotherapy. *Clinical Psychology Review, 19*(6), 705– 719.

Binder, J. (2011, August). *Teaching and supervising psychodynamic psychotherapy.* Paper presented at the annual meeting of the American Psychological Association, Washington, DC.

Bion, W. R. (1961). *Experiences in groups.* London, UK: Tavistock.

Bion, W. R. (1962). *Learning from experience.* London, UK: Heinemann.

Black, M. J. (2003). Afterword. *Psychoanalytic Dialogues, 13,* 367–375.

Bollas, C. (1987). *The shadow of the object: Psychoanalysis of the unthought known.* London, UK: Free Association Books.

Bordin, E. (1983). A working alliance based model of supervision. *The Counseling Psychologist, 11*, 35–42.

Brickman, C. (2003). *Aboriginal populations in the mind: Race and primitivity in psychoanalysis.* New York, NY: Columbia University Press.

Brightman, B. K. (1984–1985). Narcissistic issues in the training experience of the psychotherapist. *International Journal of Psychoanalytic Psychotherapy, 10*, 293–317.

Buechler, S. (2013). Messages conveyed in supervision: Commentary on paper by Dana L. Castellano. *Psychoanalytic Dialogues, 23*, 733–736.

Burka, J. B., Sarnat, J. E., & St. John, C. (2007). Learning from experience in case conference: A Bionian approach to teaching and consulting. *The International Journal of Psychoanalysis, 88*, 981–1000.

Burkard, A. W., Johnson, A. J., Madison, M. B., Pruitt, N. T., Contreras-Tadych, D. A., Kozlowski, J. M., & Knox, S. (2006). Supervisor cultural responsiveness and unresponsiveness in cross-cultural supervision. *Journal of Counseling Psychology, 53*, 288–301.

Cabaniss, D. L. (2008). Becoming a school: Developing learning objectives for psychoanalytic education. *Psychoanalytic Inquiry, 28*, 262–277.

Cabaniss, D. L. (2012). Teaching psychodynamics in the twenty-first century. *Journal of the American Psychoanalytic Association, 60*, 483–492.

Cabaniss, D. L., Cherry, S., Douglas, C. J., & Schwartz, A. R. (2011). *Psychodynamic psychotherapy: A clinical manual.* West Sussex, UK: Wiley.

Castellano, D. L. (2013). Trauma triangles and parallel processes: Geometry and the supervisor/trainee/patient triad. *Psychoanalytic Dialogues, 23*, 720–732.

Chang, S. (2015, April). *Panel: Sex, love, and kinship in the twenty-first century.* Division of Psychoanalysis (39) Spring Meeting, San Francisco, CA.

Cooper, L., & Gustafson, J. P. (1985). Supervision in a group: An application of group theory. *The Clinical Supervisor*, *3*, 7–25.

Crits-Christoph, P., Connelly Gibbons, M. B., & Mukherjee, D. (2013). Psychotherapy process-outcome research. In M. J. Lambert (Ed.), *Handbook of psychotherapy and behavior change* (6th ed., pp. 298–339). Hoboken, NJ: John Wiley and Sons, Inc.

Cushman, P. (2000). White guilt, political activity, and the analyst: Commentary on paper by Neil Altman. *Psychoanalytic Dialogues*, *10*, 607–618.

Dalal, F. (2006). Racism: Processes of detachment, dehumanization, and hatred. *The Psychoanalytic Quarterly*, *75*, 131–161.

Davies, J. M., & Frawley, M. G. (1994). *Treating the adult survivor of childhood sexual abuse: A psychoanalytic perspective.* New York, NY: Basic Books.

DeBell, D. (1981). Supervisory styles and positions. In R. Wallerstein (Ed.), *Becoming a psychotherapist* (pp. 39–60). New York, NY: International Universities Press.

Dent, V. (2007). Three's a crowd: One patient, multiple practitioners, and the problem of splitting. *Psychoanalytic Psychotherapy*, *24*, 157–174.

Dewald, P. (1987). *Learning process in psychoanalytic supervision: Complexities and challenges.* Madison, CT: International Universities Press.

Divino, C., & Moore, M. S. (2010). Integrating neurobiological findings into psychodynamic psychotherapy training and practice. *Psychoanalytic Dialogues*, *20*, 337–355.

Doehrman, M. J. (1976). Parallel processes in supervision and psychotherapy. *Bulletin of the Menninger Clinic*, *40*, 9–104.

Ebbert, N. (2011, May). *Learning from experience together: Perils and pleasures of collaborative supervision.* Paper presented at the Psychotherapy Institute Supervisors' Conclave, Oakland, CA.

Eckler-Hart, A. H. (1987). True and false self in the development of the psychotherapist. *Psychotherapy: Theory, Research, Practice, Training,* *24*, 683–692.

Eizirik, C. L. (2014). Discussion (II): Never ever stop learning more about supervision. *Psychoanalytic Inquiry, 34*, 642–643.

Ekstein, R., & Wallerstein, R. (1972). *The teaching and learning of psychotherapy* (2nd ed.). New York, NY: International Universities Press.

Elkind, S. N. (1992). *Resolving impasses in therapeutic relationships.* New York, NY: Guilford Press.

Ellis, M. V., & Ladany, N. (1997). Inferences concerning supervisees and clients in clinical supervision: An integrative review. In C. E. Watkins, Jr., (Ed.), *Handbook of psychotherapy supervision* (pp. 467–507). New York, NY: Wiley.

Eng, D. L., & Han, S. A. (2000). A dialogue on racial melancholia. *Psychoanalytic Dialogues, 10*, 667–700.

Falender, C. A., & Shafranske, E. P. (2004). *Clinical supervision: A competency-based approach.* Washington, DC: American Psychological Association.

Fleming, J., & Benedek, T. F. (1966). *Psychoanalytic supervision.* New York, NY: Grune & Stratton.

Frawley-O'Dea, M. G. (1997a). Supervision amidst abuse: The supervisee's perspective. In M. H. Rock (Ed.), *Psychodynamic supervision* (pp. 312–335). Northvale, NJ: Jason Aronson.

Frawley-O'Dea, M. G. (1997b). Who's doing what to whom? Supervision and sexual abuse. *Contemporary Psychoanalysis, 33*, 5–18.

Frawley-O'Dea, M. G. (1997c, February). *Supervision in the second century: A relational model of supervision.* Paper presented at the 17th annual spring meeting of the Division of Psychoanalysis (39) of the American Psychological Association, Denver, CO.

Frawley-O'Dea, M. G. (1998). Revisiting the "teach/treat" boundary in psychoanalytic supervision: When the supervisee is or is not in concurrent treatment. *The Journal of the American Academy of Psychoanalysis, 26,* 513–527.

Frawley-O'Dea, M. G. (2003). Supervision is a relationship too: A contemporary approach to psychoanalytic supervision. Symposium on psychoanalytic training and education. *Psychoanalytic Dialogues, 13,* 355–366.

Frawley-O'Dea, M. G., & Sarnat, J. (2001). *The supervisory relationship: A contemporary psychodynamic approach.* New York, NY: Guilford Press.

Gay, P. (1988). *Freud.* New York, NY: Doubleday.

Gediman, H. K., & Wolkenfeld, F. (1980). The parallelism phenomenon in psychoanalysis and supervision: Its reconsideration as a triadic system. *The Psychoanalytic Quarterly, 49,* 234–255.

Goren, E. (2013). Ethics, boundaries, and supervision: Commentary on "Trauma triangles and parallel processes: Geometry and the supervisor/trainee/ patient triad." *Psychoanalytic Dialogues, 23,* 737–743.

Grant, J., Schofield, M. J., & Crawford, S. (2012). Managing difficulties in supervision: Supervisors' perspectives. *Journal of Counseling Psychology, 59,* 528–541.

Gray, L. A., Ladany, N., Walker, J. A., & Ancis, J. R. (2001). Psychotherapy trainees' experience of counterproductive events in supervision. *Journal of Counseling Psychology, 48,* 371–383.

Gurevich, H. (2008). The language of absence. *The International Journal of Psychoanalysis, 89,* 561–578.

Hamer, F. M. (2006). Racism as a transference state: Episodes of racial hostility in the psychoanalytic context. *The Psychoanalytic Quarterly, 75,* 197–214.

Hassinger, J. A. (2014). Twenty-first-century living color: Racialized enactment in psychoanalysis. *Psychoanalysis, Culture & Society, 19,* 337–359.

Hirsch, I. (1997). Supervision amidst abuse: The supervisor's perspective. In M. H. Rock (Ed.), *Psychodynamic supervision* (pp. 339–360). Northvale, NJ:

Jason Aronson.

Hirsch, I. (1998). Discussion of Frawley-O'Dea and Sarnat: Emotional and interactional factors in the supervisory relationship. *The Journal of the American Academy of Psychoanalysis, 26*, 545–552.

Jarmon, H. (1990). The supervisory experience: An object relations perspective. *Psychotherapy: Theory, Research, Practice, Training, 22*, 195–201.

Josephs, L. (1990). The concrete attitude and the supervision of beginning psychotherapy. *Psychoanalytic Psychotherapy, 8*(1), 11–22.

Kaslow, N. J., Borden, K. A., Collins, F. L., Forrest, L., Illfelder-Kaye, J., Nelson, P. D., et al. (2004). Competencies Conference: Future directions in education and credentialing in professional psychology. *Journal of Clinical Psychology, 80*, 699–712.

Kernberg, O. F. (2010). Psychoanalytic supervision: The supervisor's tasks. *The Psychoanalytic Quarterly,79*,603–627.

Kris, E. (1936). The psychology of caricature. *The International Journal of Psychoanalysis, 17*, 285–303.

Lachmann, F. M. (2001). Some contributions of empirical infant research to adult psychoanalysis. *Psychoanalytic Dialogues, 11*, 167–185.

Ladany, N., & Bradley, L. (2010). *Counselor supervision* (4th ed.). New York, NY: Routledge.

Ladany, N., Friedlander, M. L., & Nelson, M. L. (2005). *Critical events in psychotherapy supervision: An interpersonal approach.* Washington, DC: American Psychological Association.

Ladany, N., Hill, C., Corbett, M., & Nutt, E. (1996). Nature, extent, and importance of what psychotherapy trainees do not disclose to their supervisors. *Journal of Counseling Psychology, 43*, 10–24.

Ladany, N., & Lehrman-Waterman, D. E. (1999). The content and frequency of supervisor self-disclosures and their relationship to supervisor style and supervisory working alliance. *Counselor Education* and Supervision, 38, 143–160.

Ladany, N., & Walker, J. A. (2003). Supervisor self-disclosure: Balancing the uncontrollable narcissist with the indomitable altruist. *Journal of Clinical Psychology*, 59, 611–621.

Layton, L. (2006). Racial identities, racial enactments, and normative unconscious processes. *The Psychoanalytic Quarterly*, 75, 237–269.

Leary, K. (2000). Racial enactments in dynamic treatment. *Psychoanalytic Dialogues*, 10, 639–653.

Mayer, E. L. (1996). Changes in science and changing ideas about knowledge and authority in psychoanalysis. *The Psychoanalytic Quarterly*, 65, 158–200.

Moga, D. E., & Cabaniss, D. L. (2014). Learning objectives for supervision: Benefits for candidates and beyond. *Psychoanalytic Inquiry*, 34, 528–537.

Moskowitz, S. A., & Rupert, P. A. (1983). Conflict resolution within the supervisory relationship. *Professional Psychology: Research and Practice*, 14, 632–641.

Nagell, N., Steinmetzer, L., Fissabre, U., & Spilski, J. (2014). Research into the relationship experience in supervision and its influence on the psychoanalytical identity formation of candidate trainees. *Psychoanalytic Inquiry*, 34, 554–583.

Nelson, M. L., Barnes, K. L., Evans, A. L., & Triggiano, P. J. (2008). Working with conflict in clinical supervision: Wise supervisors' perspectives. *Journal of Counseling Psychology*, 55, 172–184.

Ogden, T. H. (1994). *Subjects of analysis.* Northvale, NJ: Jason Aronson.

Ogden, T. H. (2003). On not being able to dream. *The International Journal of Psychoanalysis*, 84, 17–30.

Ogden, T. H. (2005). On psychoanalytic supervision. *The International Journal of Psychoanalysis*, 86, 1265–1280.

Orlinsky, D., Grawe, K., & Parks, B. (1994). Process and outcome in psychotherapy. In A. D. Bergin & S. L. Garfield (Eds.), *Handbook of psychotherapy and behavior change* (4th ed., pp. 270–376). New York, NY: Wiley.

Racker, H. (1957). The meanings and uses of countertransference. *The Psychoanalytic Quarterly, 26*, 303–357.

Raubolt, R. (2006). *Power games: Influence, persuasion, and indoctrination in psychotherapy training.* New York, NY: Other Press.

Riggs, S. A., & Bretz, K. M. (2006). Attachment processes in the supervisory relationship: An exploratory investigation. *Professional Psychology: Research and Practice, 37*, 558–566.

Rønnestad, M. H., & Skovholt, T. M. (2003). The journey of the counselor and therapist: Research findings and perspectives on professional development. *Journal of Career Development, 30*, 5–44.

Rønnestad, M. H., & Skovholt, T. M. (2013). *The developing practitioner: Growth and stagnation of therapists and counselors.* New York, NY: Routledge.

Safran, J. D., & Muran, J. C. (2000). *Negotiating the therapeutic alliance: A relational treatment guide.* New York, NY: Guilford Press.

Sarnat, J. (1992). Supervision in relationship: Resolving the teach/treat dilemma in psychoanalytic supervision. *Psychoanalytic Psychology, 9*, 387–403.

Sarnat, J. (1997). The contribution of a process-oriented case conference to the development of students in the first year of a doctor of psychology program. *The Clinical Supervisor, 15*(2), 163–180.

Sarnat, J. E. (1998). Rethinking the role of regressive experience in psychoanalytic supervision. *The Journal of the American Academy of Psychoanalysis, 26*, 529–543.

Sarnat, J. (2006). Authority relations in psychodynamic supervision: A contemporary view. In R. Raubolt (Ed.), *Power games: Influence, persuasion, and indoctrination in psychotherapy training* (pp. 255–271). New York, NY: Other Press.

Sarnat, J. (2008). Reuniting the psychic couple in analytic training and practice: A candidate's experience. *Psychoanalytic Psychology, 25*, 110–121.

Sarnat, J. (2010). Key competencies of the psychodynamic psychotherapist and how to teach them in supervision. *Psychotherapy: Theory, Research, Practice, Training, 47*(1), 20–27.

Sarnat, J. (2012). Supervising psychoanalytic psychotherapy: Present knowledge, pressing needs, future possibilities. *Journal of Contemporary Psychotherapy, 42*, 151–160.

Sarnat, J. (2014). Disruption and working through in the supervisory process: A vignette from *Supervision of a psychoanalytic candidate. Psychoanalytic Dialogues, 24*, 532–539.

Schore, A. (2011). The right brain implicit self lies at the core of psychoanalysis. *Psychoanalytic Dialogues, 21*, 75–100.

Silverman, D. (2005). What works in psychotherapy and how do we know? What evidence-based practice has to offer. *Psychoanalytic Psychology, 22*, 306–312.

Slavin, J. H. (1998). Influence and vulnerability in psychoanalytic supervision and treatment. *Psychoanalytic Psychology, 15*, 230–244.

Stern, D. B. (1997). *Unformulated experience: From dissociation to imagination in psychoanalysis.* Hillsdale, NJ: Analytic Press.

Stern, D. N. (1985). *The interpersonal world of the infant.* New York, NY: Basic Books.

Strupp, H. H., & Anderson, T. (1997). On the limitations of therapy manuals. *Clinical Psychology: Science and Practice, 4*, 76–82.

Strupp, H. H., & Binder, J. (1984). *Psychotherapy in a new key: A guide to time-limited dynamic psychotherapy.* New York, NY: Basic Books.

Suchet, M. (2007). Unraveling whiteness. *Psychoanalytic Dialogues, 17*, 867–886.

Szecsödy, I. (1990). *The learning process in psychotherapy supervision*

(Doctoral dissertation). Stockholm, Sweden: Karolinska Institutet.

Szecsödy, I. (2008). Does anything go in psychoanalytic supervision? *Psychoanalytic Inquiry, 28*, 373–386.

Szecsödy, I. (2012). More research is essential on how to increase competence in supervision and supervision training. *Nordic Psychology, 64*, 218–226.

Szecsödy, I. (2013). Supervision should be a mutual learning experience. *The Scandinavian Psychoanalytic Review, 36*, 119–129.

Szönyi, G. (2014). The vicissitudes of the Budapest model of supervision: Can we learn from it today? *Psychoanalytic Inquiry, 34*, 606–618.

Thomas, J. T. (2010). *The ethics of supervision and consultation.* Washington, DC: American Psychological Association.

Tuckett, D. (2005). Does anything go? Towards a framework for the more transparent assessment of psychoanalytic competence. *The International Journal of Psychoanalysis, 86*, 31–49.

Tummala-Narra, P. (2004). Dynamics of race and culture in the supervisory encounter. *Psychoanalytic Psychology, 21*, 300–311.

Tummala-Narra, P. (2015). Cultural competence as a core emphasis of psychoanalytic psychotherapy. *Psychoanalytic Psychology, 32*, 275–292.

Ulmer, N. (2011). *Contemplating supervision: A neuropsychoanalytic relational perspective. Lecture for the Supervision Study Program.* Berkeley, CA: The Psychotherapy Institute.

Ungar, V. R., & de Ahumada, L. B. (2001). Supervision: A container-contained approach. *The International Journal of Psychoanalysis, 82*, 71–81.

Vivona, J. M. (2006). From developmental metaphor to developmental model: The shrinking role of language in the talking cure. *Journal of the American Psychoanalytic Association, 54*, 877–901.

Walt, A., & Slome, L. (2015). Black analysts speak. *The Psychoanalytic Institute of Northern California News & Notes, 23*, 16.

Watkins, C. E., Jr. (Ed.) (1997). *Handbook of psychotherapy supervision.* New York, NY: Wiley.

Watkins, C. E., Jr. (2010). Psychoanalytic constructs. *American Journal of Psychotherapy*, *64*, 393–416.

Watkins, C. E., Jr. (2011). Celebrating psychoanalytic supervision: Considering a century of seminal contribution. *Psychoanalytic Review*, *98*, 401–418.

Watkins, C. E., Jr. (2013). Psychoanalytic supervision in the new millennium: On pressing needs and impressing possibilities. *International Forum of Psychoanalysis*.

Watkins, C. E., Jr. (2014). On psychoanalytic supervision as signature pedagogy. *Psychoanalytic Review*, *101*, 175–195.

Watkins, C. E., Jr. (2015). Toward a research-informed, evidence-based psychoanalytic supervision. *Psychoanalytic Psychotherapy*, *29*, 5–19.

Welfare, L. (2010). Evaluation in supervision. In N. Ladany & L. Bradley (Eds.), *Counselor supervision* (4th ed., pp. 357–352). New York, NY: Routledge.

Whiston, S. C., & Emerson, S. (1989). Ethical implications for supervisors in counseling of trainees. *Counselor Education and Supervision*, *28*, 318–325.

Yourman, D. B., & Farber, B. A. (1996). Nondisclosure of distortion in psychotherapy supervision. *Psychotherapy: Theory, Research, Practice, Training*, *33*, 567–575.